DE

LA DILATATION NORMALE ET ANORMALE

DU COL DE L'UTÉRUS

PAR

Le Docteur Henri CHARUEL

MÉDECIN DE 2ᵉ CLASSE DE LA MARINE
LAURÉAT DES HÔPITAUX (1894)

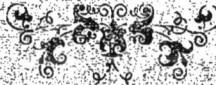

BORDEAUX

IMPRIMERIE Vᵛᵉ CADORET

17 — Rue Montméjan — 17

1894

à Monsieur et Madame G. Fianty,

Sabreuÿ je me meilleur amitie...

Hommage del'auteur

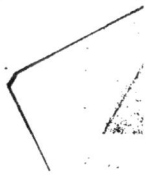

D E

LA DILATATION NORMALE ET ANORMALE

DU COL DE L'UTÉRUS

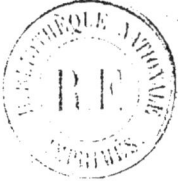

PAR

Le Docteur Henri CHARUEL

MÉDECIN DE 2º CLASSE DE LA MARINE
LAURÉAT DES HÔPITAUX (1894)

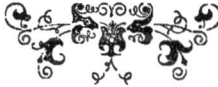

BORDEAUX

IMPRIMERIE Vᵛᵉ CADORET

17 — RUE MONTMÉJAN — 17

—

1894

A MON PÈRE ET A MA MÈRE

Témoignage d'amour filial et de profonde reconnaissance.

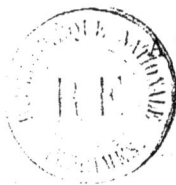

———————

A MES FRÈRES ET A MES SŒURS

———————

A MES PARENTS

———————

A MES CAMARADES

DU CORPS DE SANTÉ DE LA MARINE ET DES COLONIES

———————

A MES MAITRES

DE L'ÉCOLE PRINCIPALE DU SERVICE DE SANTÉ DE LA MARINE
DE BORDEAUX ET DE L'ÉCOLE DE BREST

A Monsieur le Docteur RIVIÈRE

Professeur agrégé à la Faculté de Médecine de Bordeaux,
Officier d'Académie.

A Monsieur le Docteur GERVAIS-KOYSIEWICZ

Chirurgien des Hôpitaux,

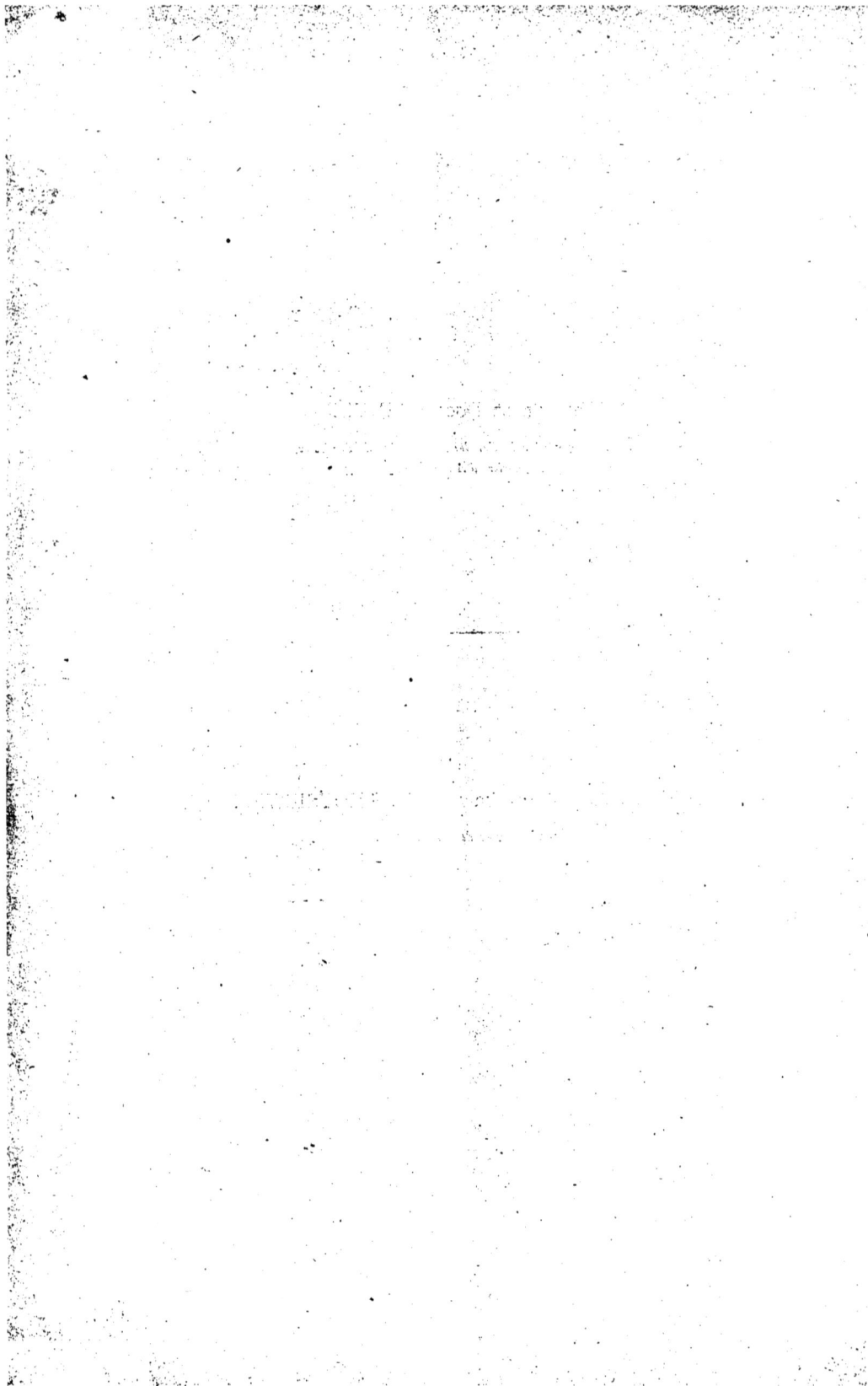

A mon Président de Thèse,

MONSIEUR LE DOCTEUR MOUSSOUS

Professeur de clinique obstétricale à la Faculté de Médecine de Bordeaux,
Chevalier de la Légion d'honneur,

2 Charuel

DE

LA DILATATION NORMALE ET ANORMALE

DU COL DE L'UTÉRUS

INTRODUCTION

Au nombre des diverses phases qui président à l'accouchement, il en est une qui, par son importance, constitue une véritable condition *sine qua non,* et devient, lorsqu'elle est entravée
dans sa marche, un des obstacles les plus sérieux à l'heureuse terminaison du travail. Nous voulons parler de la dilatation du col de l'utérus.

Comme elle est fort bien connue aujourd'hui dans ses causes
déterminantes et efficientes, nous nous contenterons, dans la
première partie de notre œuvre, d'esquisser une étude rapide
du col et du segment inférieur de l'utérus, immédiatement
avant et pendant l'accouchement normal ; nous aurons ainsi
traité ce qu'on est convenu d'appeler la dilatation physiologique du col de l'utérus.

Dans la seconde partie, nous nous occuperons spécialement,
et en insistant tout particulièrement sur les points qui nous

auront paru d'intérêt capital, des principaux obstacles qui, siégeant sur le col même ou dépendant de causes lointaines, empêchent cette dilatation normale de s'opérer et constituent ainsi de véritables causes de dystocie.

Une troisième partie sera réservée à certaines particularités du traitement de quelques-unes des affections que nous aurons passées en revue. Le traitement complet des cas nombreux et différents qui vont se présenter à nous devant nous entraîner beaucoup trop loin et constituer en somme un travail fort banal et peu digne d'intérêt, nous avons préféré consacrer notre temps à l'étude de quelques idées nouvelles et de vues plus originales sur ce point.

Dans le travail que nous soumettons à l'appréciation de nos juges, nous n'avons pas eu la prétention de traiter d'une façon complète et approfondie toutes les questions qui se rattachent à la dilatation, tant normale qu'anormale du col de l'utérus. Le temps nous faisant défaut et notre champ d'étude portant sur des cas relativement rares dans la science obstétricale, il nous a été impossible de pousser nos investigations aussi loin que nous l'aurions toujours désiré. Mais nous avons essayé, dans un travail d'ensemble qui n'avait pas été fait jusqu'ici, de donner autant que possible un aperçu général de la question, et nous nous sommes efforcé, en nous appuyant sur l'autorité de nos illustres maîtres et sur nos recherches personnelles, de mettre en lumière certains coins inexplorés et d'expliquer certains phénomènes dont la cause n'avait point été suffisamment recherchée.

Qu'il nous soit permis, avant d'aborder notre sujet, de remercier M. le professeur Moussous de l'honneur qu'il nous fait en acceptant la présidence de notre thèse.

Nous sommes heureux de l'occasion qui nous est offerte de remercier publiquement M. le professeur agrégé Rivière qui nous a inspiré le sujet de notre thèse inaugurale, du bon accueil qu'il nous a toujours fait, des notes et des observations qu'il nous a confiées et des excellents conseils qui nous ont permis de mener notre entreprise à bonne fin.

M. le Dr Corson a aussi droit à toute notre reconnaissance pour l'empressement et la bonne volonté qu'il a toujours mis à nous aider dans nos recherches.

Que tous nos maîtres de la Faculté et des hôpitaux de Bordeaux, et particulièrement MM. Picot et Demons, ainsi que notre excellent chef de service, M. le Dr Gervais, dont nous n'oublierons jamais l'affabilité et l'enseignement pratique pendant l'heureuse année que nous avons passée dans son service comme externe, reçoivent ici l'assurance de notre profonde gratitude.

PREMIÈRE PARTIE

CHAPITRE PREMIER

DU COL ET DU SEGMENT INFÉRIEUR DE L'UTÉRUS AVANT L'ACCOUCHEMENT

Avant d'entrer dans le cœur de notre sujet et d'étudier la dilatation dans ses causes, ses facteurs et son mécanisme, il nous a paru très utile, pour la clarté de notre travail, d'esquisser d'une main rapide l'état des parties constituantes de l'utérus qui vont entrer en jeu au début des phénomènes que nous allons décrire. Ainsi dirons-nous deux mots de la physionomie de l'utérus gravide arrivé au terme de la grossesse et ferons-nous une description très succincte de ce que nous pouvons appeler à ce stade : l'utérus parturient.

Utérus parturient. — Au moment où le travail de l'accouchement va commencer, l'utérus est ainsi disposé :

1° Le corps proprement dit (zone supérieure et moyenne), avec sa paroi épaisse, sa forte musculature de fibres diversement agencées, son adhérence intime au péritoine.

2° Le segment inférieur (zone inférieure du corps), calotte amincie de 10 centimètres environ de diamètre à la base, lâchement unie au péritoine, descendant plus ou moins dans l'excavation pelvienne avec la tête du fœtus dont elle coiffe le pôle inférieur, c'est-à-dire toute la région située au-dessous de la circonférence occipito-frontale.

Il affecte la forme d'un entonnoir, à grande ouverture dirigée en haut, et s'étend ainsi jusqu'au point où le péritoine adhère intimement à la fibre utérine, et où cesse l'amincissement de la zone inférieure pour faire place à l'épaississement de la zone moyenne. D'ailleurs, à défaut d'un changement d'épaisseur notable, la ligne d'adhérence du péritoine à la musculature utérine peut servir à délimiter la zone moyenne de la zone inférieure ou segment inférieur.

C'est en ce point qu'on voit se former dans certaines circonstances, un anneau saillant à l'intérieur, que nous retrouvons également sur l'utérus parturient et à un plus haut degré sur l'utérus puerpéral : c'est l'anneau de Bandl. Ce bourrelet circulaire a encore reçu divers autres noms : anneau de contraction de Shroeder, orifice interne du canal de Braune, d'Ebell, second orifice interne de Scanzoni, anneau de rétraction de Lusch, limite de l'onde musculaire de Pinard, ou plus simplement cercle utérin à l'exemple d'Auvard.

D'après les recherches de Blanc (*Arch. de physiologie,* 1888), le segment inférieur est recouvert par une caduque identique à celle des parties supérieures du corps de l'organe, tandis que la muqueuse du col peut être plus ou moins modifiée sans qu'il soit démontré que ces modifications soient comparables à une transformation en caduque.

En bas, il finit tantôt à l'orifice interne du col, qui, dans un grand nombre de cas, reste fermé jusqu'au moment de l'accouchement; c'est le point où s'arrête la caduque; tantôt, ainsi que l'ont encore démontré les recherches histologiques de Blanc, à un orifice particulier (anneau de Müller), séparant la partie supérieure du col déjà évasé de la portion persistante du canal cervical.

Deux moyens d'exploration nous permettent d'apprécier l'état du segment inférieur : le toucher vaginal et le palper abdominal.

Par le toucher, dans les culs-de-sac vaginaux, et principalement à travers le cul-de-sac antérieur du vagin, on sent à l'union du corps et du col un sillon transversal, peu étendu en hauteur (quelques millimètres seulement) et ayant toute la largeur de la base du col. En ce point, les tissus semblent beaucoup plus mous qu'au-dessus et au-dessous.

On peut encore le reconnaître à la palpation à travers la paroi abdominale, à ce qu'il forme une saillie transversale au-dessous de laquelle est une dépression linéaire qui va d'un bord à l'autre de l'utérus et qui occupe un point situé à deux ou trois travers de doigt au dessus de la symphyse pubienne.

Au point de vue de sa structure enfin, il est bien composé de fibres musculaires, mais elles sont beaucoup moins nombreuses et, partant, moins énergiques que celles du corps.

3° Appendu au segment inférieur et séparé de lui par l'orifice interne, le col, tube de 3 à 5 centimètres de long, perméable au doigt, mais nullement aux membranes, qui plus ou moins adhérentes encore au segment inférieur (suivant le degré d'engagement), passent comme un pont au-dessus de l'orifice interne et du bouchon muqueux.

A l'état de vacuité le col de l'utérus mesure de l'orifice externe à l'orifice interne, 26 à 30 millimètres, comme en témoigne le tableau suivant, emprunté à l'Atlas de Lenoir, Sée, Tarnier.

Diamètre vertical du col.	Vierges.	Nullipares.	Multipares.
	28^{mm} (Aran) 26 à 29^{mm} (Aran)	25 à 26^{mm}.	21 à 28^{mm}.

La portion vaginale du col mesure à elle seule de 6 à 12 millimètres de longueur.

3 Charuel

Mais dans la plupart des cas, ainsi que le prouve un examen de 3,000 femmes, examinées par Taylor, dans toutes les positions, le col est allongé et cet allongement n'est pas dû seulement au travail, mais à une hypertrophie physiologique qui existe avant tout début de travail; il peut alors mesurer de 3 à 5 centimètres.

Voilà un premier fait établi :

Le col s'hypertrophie pendant la grossesse : il mesure de 3 à 5 centimètres.

Le second fait qui découle du précédent tableau est que :

Le col conserve sa longueur et son intégrité jusqu'au début du travail.

Mais il subit encore d'autres modifications importantes relatives à sa situation, à sa direction et surtout à sa consistance.

a). Bien qu'il y ait des différences individuelles entre les cols d'utérus gravides, commandées par les différences qui existent à l'état de vacuité, il est cependant entre eux un certain air de famille, certains grands caractères qui permettent de décrire à un point de vue général, ces changements du col.

Au moment où va bientôt commencer la première période du travail d'accouchement, c'est-à-dire lorsque la femme est arrivée normalement à la fin de sa grossesse, le col de l'utérus ayant encore conservé toute sa longueur, forme au fond du vagin une sorte de mamelon saillant, mesurant environ 1 centimètre et demi; c'est ce qu'on appelle la portion vaginale du col, pour la distinguer de celle qui lui fait suite et porte le nom de sus-vaginale.

Or, il est de règle, à la fin de la grossesse, que cette portion vaginale du col, qui devait se trouver à l'entrée et au centre du vagin, est reportée à gauche et en arrière. La région fœtale,

en effet, n'appuyant pas directement sur le centre de l'orifice
du col, mais sur la partie antérieure du segment inférieur, il
en résulte que le col est reporté en arrière et subit un changement de direction tel que de vertical il se rapproche insen-
siblement de l'horizontale, en formant avec le corps un angle
plus ou moins obtus ouvert en arrière.

Voilà la règle, mais il est des exceptions. Et il existe des
cas où le col vient contracter des rapports anormaux soit avec
les premières vertèbres sacrées ou l'angle sacro-vertébral,
soit avec la symphyse pubienne.

Aussi dans les cas où l'exploration digitale ne peut pas
retrouver le col, il faut avoir recours au toucher manuel pour
explorer aussi haut que possible, soit le cul-de-sac antérieur,
soit le postérieur, soit plus rarement les culs-de-sac latéraux
avant de s'arrêter à l'hypothèse de ce qu'on a appelé impro-
prement une atrésie ou une oblitération du col, ce qui constitue une grossière erreur.

b). Enfin sous l'influence de la grossesse, le col se ramollit.
Ce ramollissement, sur la cause duquel on discute encore
aujourd'hui, commence dès les premières semaines, et ne se
fait nullement de haut en bas, et par extension du ramollissement du corps, comme on pourrait le supposer *à priori*. Il
envahit progressivement tout le col, suivant toujours la même
marche, de l'orifice externe vers le corps de l'organe, débu-
tant par la muqueuse pour gagner successivement tous les
tissus profonds, et être complet dans les derniers mois de la
grossesse. Il est alors porté à un tel degré qu'il devient très
difficile d'apprécier à l'aide du doigt l'élément forme, étendue,
volume. Ce ramollissement étant progressif, on a cherché à
évaluer approximativement l'âge de la grossesse d'après le
degré de ramollissement, mais en pratique, on n'a obtenu
aucun résultat sérieux. Il est moins intense chez les primipa-

res que chez les multipares, où on ne sent que du « mou »
(Pajot).

Nous avons jugé qu'il était utile d'insister un peu sur ce
phénomène de ramollissement du col, auquel on n'attache
peut-être pas toute l'importance voulue, et qui néanmoins
joue un si grand rôle dans la marche régulière de la dilatation.
Il la précède et la prépare passivement, mais fatalement. Que
d'accouchements rendus laborieux, voire même naturellement
impossibles, par défaut ou insuffisance de la dilatation semble-
t-il, quand le col, du fait d'un travail prématuré, n'a pas eu le
temps d'arriver à un complet ramollissement ou ne l'a fait que
partiellement aux dépens de ses parties saines, si une tumeur
quelconque a envahi le reste de ses tissus !

En résumé, le col s'hypertrophie pendant la grossesse et
mesure de 3 à 5 centimètres.

Dans la majorité des cas, il est dévié à gauche et en arrière.

Complètement ramolli à la fin de cette période, il conserve
néanmoins sa longueur et son intégrité jusqu'au début de son
travail.

Ces quelques conclusions étant bien établies, il nous sera
maintenant plus facile de suivre le segment inférieur et le col
dans les transformations nouvelles qu'ils vont subir pendant
le travail. Et dans le chapitre qui va suivre, nous nous proposons d'insister spécialement sur les conditions et l'influence
des agents nécessaires pour opérer ces diverses modifications
dont le résultat final sera d'ouvrir au fœtus une libre et large
voie pour son expulsion.

CHAPITRE II

ÉTUDE DE LA DILATATION NORMALE OU PHYSIOLOGIQUE DU COL
DE L'UTÉRUS

Dans l'accouchement physiologique le plus heureux, nous rencontrons déjà une résistance normale opposée par le segment cervico-utérin du réservoir utérin, et pour la vaincre une puissance unique : la contraction utérine. Seule, en effet, au début du travail, elle concourt à la dilatation du col, elle la prépare. Mais ce stade terminal n'est atteint que lorsque certaines conditions indispensables ont été réalisées :

1° L'effacement graduel du col ;

2° Le redressement de l'organe dans l'axe pelvi-génital.

C'est alors seulement que la contraction utérine, aidée de facteurs qui interviennent ensuite et portant son action sur un utérus dont l'état anatomique et physiologique est normal, est vraiment efficace. C'est alors seulement que la puissance l'emporte sur la résistance.

Ces contractions utérines sont variables dans leur apparition et peuvent naître soit un peu plus tôt, soit un peu plus tard, soit un ou deux ou trois jours avant l'accouchement. Quelquefois indolores, le plus souvent douloureuses, mais peu intenses encore, elles déterminent déjà certains changements dans la forme du corps et du col de l'utérus.

Tout d'abord une augmentation d'épaisseur, puis une diminution de la surface interne et de la capacité cavitaire ; or le fœtus et le liquide amniotique étant incompressibles, il en résulte que la contraction de l'utérus ne peut être que partielle, et la contraction d'une partie de l'organe s'accompagne nécessairement de la distension proportionnelle d'une autre partie.

Si nous considérons l'épaisseur relative du corps de l'utérus qui mesure de 10 à 12 millimètres, tandis que le segment inférieur atteint de 3 à 5 millimètres, nous comprendrons facilement que la contraction du premier ample, et épais, est beaucoup plus puissante que celle du second, formant une calotte sphérique étroite et mince.

Les contractions des zones supérieure et moyenne de l'utérus pressent le fœtus qui, faisant effort sur les pôles utérins, tend naturellement à s'échapper par le point qui offre le moins de résistance. Ce point est évidemment le diaphragme non soutenu (segment inférieur et col) qui sépare le fœtus du vagin prêt à s'ouvrir sans résistance devant lui.

Le résultat de la pression exercée par le pôle céphalique sur ce diaphragme est complexe :

a). Le segment inférieur s'allonge et s'amincit par suite d'une sorte de laminage. Il devient parfois si minime qu'on a pu au travers sentir assez distinctement les sutures et les fontanelles pour croire à une dilatation complète, alors qu'elle n'était même pas commencée. La pression, le frôlement du pôle céphalique, achèvent de décoller du segment inférieur les membranes qui s'étendent, forment poche et s'insinuent dans l'orifice interne, puis dans le canal cervical et arrivent bientôt jusqu'à l'orifice externe.

b). Cette première barrière étant franchie, le col va constituer un nouvel obstacle, mais qui, sous l'influence de la contraction énergique et soutenue, sera lui-même progressivement vaincu. Et un premier changement se manifeste bientôt qui consiste en ce que la portion sus-vaginale du col commence à s'effacer. Son orifice interne s'entr'ouvre graduellement de telle sorte que l'effacement se prononçant davantage, progressant plus ou moins vite, il ne reste plus du col à un moment donné que le pourtour de l'orifice externe. L'orifice interne a disparu, la cavité cervicale se perd dans la grande cavité utérine, et au segment inférieur d'origine utérine mécaniquement formé pendant la grossesse, vient s'ajouter une portion d'origine cervicale mécaniquement formée pendant le travail. De toute la cavité cervicale, seul l'orifice externe persiste encore.

Voilà ce qu'on appelle l'effacement du col et comment il se produit :

« C'est donc cette période du travail dans laquelle la partie supérieure s'ouvre peu à peu et de proche en proche, de façon à disparaître complètement et à accroître d'autant la cavité utérine dont le goulot se trouve alors réduit à son orifice externe » (Depaul).

On peut d'ailleurs se faire une idée grossière du phénomène de l'effacement du col, en appliquant à cette première période du travail ce que Velpeau disait de l'utérus à la fin de la grossesse.

« Lorsque le travail commence, l'organe gestateur offre la figure d'un vase sphéroïde terminé par un goulot qui paraît très court ».

« On pourrait le comparer à une vessie dont l'extrémité uréthrale ou le col serait fixé dans l'étendue d'un pouce ou deux. En imaginant alors quelqu'un qui relâche avec lenteur et de haut en bas, les cercles du lien qui le ferme, pendant qu'une autre personne souffle par son fond pour la distendre, on aura une idée assez nette de l'effacement graduel du sommet de l'utérus » (Varnier).

Voici quelle est alors la disposition des parties sur une coupe verticale, médiane, antéro-postérieure d'un utérus pendant la période d'effacement du col.

L'utérus semble, comme à la fin de la grossesse, divisé en deux parties nettement distinctes :

Le corps.

Le col.

Mais lorsqu'on mesure la distance qui s'étend sur la coupe, de l'orifice externe à l'orifice supérieur du canal cervical, on ne trouve plus, comme avant le travail, de 3 à 5 centimètres, mais seulement 1 centimètre à 1 centimètre et demi, par exemple.

En examinant de plus près, on ne tarde pas à s'apercevoir que cet orifice supérieur n'est pas l'orifice interne du col, mais une disposition transitoire.

C'est à lui qu'on peut donner le nom de pseudo-orifice interne.

Le vrai orifice interne du col, déjà effacé, confondu avec la paroi du segment inférieur, ne peut plus être reconnu que grâce à la persistance des caractères de la muqueuse cervicale qu'on retrouve tapissant la partie du segment inférieur qui entoure le pseudo-orifice interne dans le rayon de 2 à 3 centimètres.

Encore quelques contractions et le fameux canal cervico-utérin de Braune sera complètement formé par suite de l'ouverture, de l'évasement, de l'effacement du petit moignon de col qui restait encore.

Au lieu de trois orifices qu'il y avait encore tout à l'heure (anneau de Bandl, pseudo-orifice interne de Müller, orifice externe), le canal cervico-utérin n'en a plus que deux (anneau de Bandl, orifice externe).

La muqueuse cervicale, complètement étalée, tapisse toute la portion du canal cervico-utérin qui entoure l'orifice externe dans un rayon de 3 à 5 centimètres.

Le segment inférieur, ainsi agrandi par l'adjonction du col, a la forme d'une calotte percée d'un trou plus ou moins central.

Si, en bas, le segment inférieur ne se distingue plus sans examen minutieux de la portion déjà épanouie du col, sa limite supérieure s'accuse par contre, dans un certain nombre de cas, plus nettemeut que sur l'utérus gravide.

Le changement d'épaisseur au niveau de la ligne d'adhérence du péritoine, située en ligne droite à 10 centimètres de l'orifice externe, est alors brusque et marqué par un anneau plus ou moins saillant à l'intérieur de l'utérus. Cet anneau paraît d'autant plus marqué que le travail approche davantage de la terminaison. Et si, par rapport aux organes avoisinant l'utérus, il peut occuper des situations variables, par rapport au péritoine il se trouve toujours au même niveau : là où la séreuse devient solidement adhérente à la fibre utérine.

La limite inférieure de ce canal cervico-utérin est formée par l'orifice externe du col lenticulaire, non dilaté.

Le canal cervico-utérin est donc formé :

1° Du segment inférieur de l'utérus gravide développé aux dépens du corps.

2° Du col resté intact jusqu'à la fin de la grossesse, et ouvert, évasé, effacé par le travail.

3° Il représente ainsi le plus souvent un conduit plus ou moins cylindrique s'ouvrant en haut dans la cavité du corps utérin, en bas dans le vagin.

Nous n'avons pas l'intention de rechercher et d'approfondir les nombreuses théories qui ont été successivement émises par les plus illustres maîtres sur le mécanisme de cet effacement du col, et l'époque de son début. Néanmoins il paraît vraiment intéressant de suivre rapidement les tergiversations diverses qu'à subies la question depuis les temps les plus reculés, et nous verrons qu'il n'est pas de question obstétricale à laquelle s'applique mieux le mot de Bâcon : « Le plus grand obstacle au progrès, c'est l'autorité ».

Mauriceau, la grande autorité du xviiᵉ siècle, ayant écrit en 1668 : « Le col grandit et s'amollit jusqu'au sixième mois, après quoi il diminue dans toutes ses dimensions, tellement qu'à la fin de la grossesse il est tout aplani », tous les accoucheurs, aussi bien à l'étranger qu'en France acceptèrent ses idées.

Galien, Aetius, Avicenne, toute l'ancienne école en un mot, l'avait professé avant lui. De la Motte, Puzos, Levret, Smellie, Rœderer, Stein, Deventer, Petit et Baudelocque, à part quelques vues différentes sur de légers points, enseignèrent les idées du maître et ses conséquences logiques, l'effacement du col pendant les trois derniers mois de la grossesse, se faisant de haut en bas, et le développement du segment inférieur de l'utérus aux dépens du col.

En vain Régnier, de Graaf (1672), Verheyen (1712), Weibrecht (1750), parlant au nom de l'anatomie, soutinrent-ils que pendant la grossesse le col ne suit pas la dilatation de l'utérus, mais garde à peu de chose près sa forme et sa longueur ; en vain invoquèrent-ils à l'appui de leur opinion fondée sur des constatations anatomiques précises, que la même chose s'observe chez les vaches, brebis et autres animaux.

Les choses allèrent ainsi jusqu'en 1826, époque à laquelle Stoltz, alors interne à Strasbourg, écrivit dans sa thèse inaugurale, que si le col : « après s'être hypertrophié jusqu'au sixième mois, se raccourcit à partir de cette époque, c'est seulement pendant la dernière quinzaine que, l'orifice interne s'ouvrant, le col se perd dans le segment inférieur de l'utérus ».

Mais les preuves n'en furent guère apportées qu'en 1859, par Matt Duncan, qui, après avoir fait trois autopsies d'utérus gravides, soutint que : « La longueur de la cavité cervicale subit des modifications peu marquées pendant la grossesse. Si, disait-il, lors du toucher vaginal pratiqué pendant la vie, après le milieu de la grossesse, le doigt de l'accoucheur a la sensation d'un raccourcissement graduel du col (Stoltz), c'est que le doigt qui touche sans pénérer dans la cavité cervicale est induit en erreur par la mollesse et la flaccidité du col.

Mais bien que prévenu contre ces erreurs d'appréciation du toucher qu'il avait si bien comprises, nous le voyons écrire, en 1873, que dans beaucoup de cas « la cavité du col est graduellement effacée de haut en bas, et contribue à former la partie inférieure de la cavité utérine par un travail lent et indolore, qui débute des heures ou des jours avant le commencement du véritable travail ». (C'est l'effacement terminal de Stoltz).

Cette opinion fut acceptée en France, en Angleterre et en Allemagne par toute l'école moderne. Seuls Jacquemin et Pajot formulèrent une timide protestation.

C'est un accoucheur américain, J.-E. Taylor, de New-York, élève de Stoltz et de Cazeaux qui, le premier, soutint formellement que :

Aucun changement, de quelque nature que ce soit, ne survient au col depuis le temps de la conception jusqu'à celui du travail (1851).

Et après une série de recherches et de mensurations du col, en plaçant les femmes debout, couchées, dans la position genupectorale, il lut, en 1862, à la New-York academy of medicine, un mémoire publié dans l'*American medical Times* (juin 1862) dans lequel il exposait ses vues sur le non-raccourcissement (non shortening) des portions supra et infra vaginales du col, jusqu'à la dernière heure de la grossesse et le premier stage du travail.

Il montre des pièces anatomiques provenant d'utérus à terme et prouvant qu'il n'y a ni raccourcissement ni effacement pendant le dernier mois, que le col conserve sa longueur et que dans beaucoup de cas même il augmente de longueur. « Le col, concluait-il, commence seulement à s'effacer au début du travail, et sert tout simplement de canal de jonction entre la cavité utérine et le vagin ».

Mais les idées de Stoltz, qui n'apportait aucune preuve de l'effacement, prévalurent. Tarnier, admettant l'effacement dans les quinze derniers jours, affirme, contrairement à Stoltz, que la portion vaginale du col s'hypertrophie pendant la grossesse et démontre que l'effacement se produit de haut en bas et non de bas en haut.

Ce n'est guère que vers 1868 que les recherches de Müller, Braune, Martin, Langhan, Thiede, venant apporter aux constatations de Taylor l'appui d'observations cliniques, la question allait peut-être être définitivement résolue, quand Bandl, par un brusque retour en arrière, nous ramène presque à Mauriceau...

En voilà encore pour près de 20 ans de discussions et de mensurations, et la théorie de Bandl commençait-elle aussi son tour du monde, quand les recherches de MM. Shroder, Hoffmeier, Woldeyer et principalement Pinard sont venues l'arrêter net et montrer toute la justesse des propositions de Taylor.

Bref Mauriceau et Stoltz ne se sont pas complètement mépris et tout ce qu'ils ont dit du raccourcissement du col est vrai, mais en apparence seulement. Ils se sont mépris dans l'interprétation qu'ils ont donnée des sensations perçues. Il est certain par exemple que lorsqu'on pratique le toucher à la fin de la grossesse, le col est si mou « qu'il s'effondre sous le doigt, et que, comme le dit Mauriceau, tout est aplani ». Mais de ce que le doigt trouve de la mollesse, ils ont eu tort de conclure au raccourcissement réel, à l'effacement de haut en bas.

C'est à M. le professeur Pinard qu'il appartient d'avoir donné une explication des sensations perçues par le doigt et des phénomènes observés. En faveur de sa théorie, il a donné plusieurs arguments très probants.

1° « Lorsqu'on examine une femme en travail, alors que le col s'efface, que la portion vaginale du col diminue, et que l'on fait cet examen non pas à l'aide du doigt, mais de la vue, au moyen des valves de Sims, on constate que tout le fond du vagin est constitué par la paroi utérine. Les parois vaginales plissées sont reportées au dehors et appliquées contre celles de l'excavation. Le tissu utérin tranche assez par sa coloration sur la paroi vaginale pour qu'on puisse aisément reconnaître ce qui lui appartient en propre. Jamais pendant la grossesse vous ne retrouverez cette disposition. Or si le col s'effaçait pendant la grossesse, vous devriez la rencontrer ».

2° « De plus comment admettre un décollement de l'œuf assez considérable pour permettre la formation du prétendu canal cavico-utérin, sans que cet œuf devienne pour l'utérus un corps étranger incapable de vivre plus longtemps en bonne intelligence avec lui ? De fait, ce décollement n'existe pas. Ouvrez un utérus à terme renfermant un produit de conception, et vous serez au-dessus de l'orifice interne, les membranes partout adhérentes et solidement adhérentes au segment inférieur ».

3° « Enfin, dit-il, les sensations perçues par le doigt sont bien celles décrites par Stoltz, Bandl et leurs successeurs. Mais la sensation de retour est absolument différente. Le col, au doigt qui revient, paraît avoir le double de ce qu'on le fait à l'aller ».

Lorsqu'on touche une femme arrivée au terme de sa grossesse, que la tête soit ou non engagée, la portion vaginale très molle paraît ne plus former qu'un léger moignon à peine saillant. Si le col est perméable, et qu'on pratique le toucher intra-cervical, il semble qu'on ait à peine à parcourir un canal de 1 cent. 1/2 à 2 cent., pour arriver à l'orifice interne au-dessus duquel on sent les membranes.

Il paraît donc que le col est effacé ou en voie d'effacement. Mais en ramenant doucement le doigt de l'orifice interne à l'orifice externe, on a la sensation très nette que le col a encore près de 4 cent., c'est-à-dire toute sa longueur.

Ces notions ont même une importance clinique très grande, car elles nous permettent de diagnostiquer à coup sûr le début du travail.

« Si, dit-il, examinant à la fin de la grossesse une femme qui n'a ni jumeaux, ni hydropisie de l'amnios, deux conditions pouvant produire la déhiscence du col, et chez qui l'on n'a pas avant nous pratiqué des touchers répétés, vous trouvez le col effacé au retour aussi bien qu'à l'aller, la femme est en travail ».

Aussi, nous appuyant sur des données aussi nettes et aussi précises, conclurons-nous en disant que :

a) Pendant toute la durée de la grossesse, la portion vaginale du col ne s'efface pas, elle s'hypertrophie et se ramollit;

b) Il en est probablement de même de la portion sus-vaginale;

c) Cet effacement ne se fait pas de l'orifice externe vers l'orifice interne, ainsi qu'il a été enseigné, mais bien de haut en bas;

d) Variable dans sa durée, il est moins long chez les multipares, parce que les parties génitales sont moins résistantes à la distension pour le passage de l'enfant que chez les primipares. Mais ce sont les premières contractions douloureuses de l'accouchement qui effacent le col. « Le premier temps de l'accouchement, dit très bien Nægelé, ou temps des prodromes, commence avec les premières contractions sensibles de la matrice; il dure jusqu'au moment où l'orifice utérin commence à se dilater. C'est pendant ce premier temps du travail que le col s'efface ».

Un autre effet non moins utile de la contraction utérine, sur lequel les auteurs classiques ne semblent pas avoir suffisamment insisté jusqu'ici, est de redresser l'organe et de le ramener dans l'axe pelvi-génital. Elle est aidée dans cette action par les muscles de la paroi abdominale dont le rôle jusqu'ici avait été absolument limité à la période d'expulsion, bien à tort d'ailleurs, ainsi que l'a démontré M. le Dr Rivière dont nous empruntons les idées.

Nous savons, en effet, que le col de l'utérus, cédant à des influences diverses, abandonne pendant la grossesse sa position et sa forme normales. Tout d'abord, il exagère son développement aux dépens de son segment antéro-inférieur et de sa corne droite, puis lorsque, au quatrième mois de la grossesse il s'élève au-dessus du détroit supérieur, son corps vient butter contre le promontoire et il subit alors une antéversion qui est encore exagérée par la rétraction des ligaments ronds, issus des bords latéraux supérieurs de l'utérus et fixés au bassin.

Ces deux phénomènes, développement exagéré du segment antéro-inférieur et de sa corne droite, antéversion du corps, ont un autre résultat : c'est d'agir sur le col qui, par un mouvement de bascule, vient occuper une situation absolument opposée à gauche et en arrière. Et la région fœtale, suivant l'inclinaison de l'utérus, ne vient plus appuyer directement sur le centre de l'orifice, mais sur la partie antérieure du segment inférieur.

Si nous supposons l'utérus fixé dans cette position, ou tellement antéverti du fait de l'éventration de la paroi abdominale qu'il ne puisse plus se relever, il saute aux yeux que le col échappera à l'impulsion de la force mécanique qui tend à le redresser. L'utérus s'épuisera en de vains efforts, car ceux-ci ne s'exerceront plus vers le centre de l'excavation et ne tendront plus à faire coïncider l'axe fœtal et l'axe utérin avec l'axe du détroit supérieur : le col ne pouvant plus se redresser, il n'y aura pas de dilatation.

Mais normalement les choses ne se passent pas ainsi, et la contraction utérine, soutenue par l'action synergique de la sangle musculaire abdominale, vient corriger cette position défectueuse du corps par rapport au col.

Et d'abord, dès les premières contractions l'utérus incliné sur l'un de ses côtés, le droit le plus souvent, se redresse et se place sur la ligne médiane ; en même temps il se porte légèrement en avant et en bas, s'appliquant ainsi, plus exactement, sur le détroit supérieur. Aussi, et dès les premières contractions du travail, voit-on le col qui, tout en s'effaçant, revient peu à peu au centre de l'excavation : les fibres musculaires du segment inférieur en se contractant l'y ramènent, les fibres antérieures se raccourcissent alors que les fibres postérieures se laissent allonger. Il se produit en quelque sorte un avalement des segments qui se sont développés outre-mesure pendant la grossesse, l'utérus reprend sa forme sphérique primitive. De cette façon l'utérus corrige déjà son vice de forme, et le segment antéro-inférieur revenant à l'état normal, la présentation fœtale qui y est logée comme dans une poche, glisse sur la paroi utérine et vient occuper le centre de l'orifice du col. Ce phénomène, qu'un auteur anglais a fort bien désigné sous le nom de « *restitutio in integrum* » est d'ailleurs visible à l'œil nu et perceptible par la main appliquée sur la paroi abdominale.

Mais la contraction utérine, en même temps qu'elle agit sur le corps de l'organe, agit également sur les muscles utéro-pelviens, ou ligaments utérins, ainsi que les a désignés Thévenot. Ces ligaments, ligaments larges, ligaments ronds, ligaments cervico-pelviens, ne sont, on le sait, « qu'une expansion, un prolongement de fibres longitudinales du corps et du col ».

« Leurs fonctions sont par suite synergiques, c'est-à-dire qu'au moment de l'accouchement, ces fibres se contractent aussi puissamment que les fibres musculaires mêmes de l'utérus. Or, comme ces ligaments ont au bas un point d'insertion immobile sur le bassin, leurs efforts tendent à rapprocher le fond de l'utérus du détroit supérieur, à diminuer par conséquent la hauteur et aussi la capacité de la cavité utérine.

» Mais les ligaments ronds, fixés d'une part aux angles supérieurs de l'utérus, d'autre part au bord antérieur du bassin, s'ils tendent comme les ligaments larges et les ligaments cervico-pelviens, à rapprocher en se contractant le fond de l'utérus du détroit supérieur, et à le ramener sur la ligne médiane, ont une autre action prédominante, qui est de l'attirer surtout en avant. Dès lors, plus les contractions de ces ligaments seront énergiques, plus l'utérus tendra à s'incliner en avant, à se placer en antéversion, plus également le col sera reporté en arrière ».

C'est alors que la paroi abdominale joue un rôle important, en limitant par sa tension et sa tonicité ce mouvement en avant de l'utérus. « Si elle ne se contracte pas encore, la contraction étant réservée à la période d'expulsion, grâce à sa rétractilité, la paroi abdominale musculaire offre à l'utérus un plan résistant, contre lequel il vient butter dans son mouvement en avant, et qui tend à diriger l'effort total de l'utérus et de ses ligaments vers le centre de l'excavation et à faire coïncider les axes du corps et du col de l'utérus ».

Aussi toutes les fois que cette sangle abdominale, du fait
d'une éventration par exemple, ne peut plus jouer le rôle qui
lui est dévolu, c'est-à-dire empêcher toute exagération du
mouvement du corps de l'utérus en avant et du col en arrière, l'antéversion s'exagère, le col ne peut se redresser, et,
maintenu en arrière, ne se dilate pas ou ne le fait qu'avec une
extrême lenteur.

Nous sommes donc maintenant en face d'un utérus ramené
dans l'axe de la filière pelvi-génitale.

1° La contraction de l'utérus et de ses ligaments rend à l'organe la forme sphérique qu'il avait perdue pendant la grossesse, du fait du développement plus marqué du segment antéro-inférieur et de sa corne droite et le ramène sur la ligne
médiane.

2° La paroi abdominale musculaire corrige l'antéversion
qui s'accuse par la contraction des ligaments ronds.

Dans ces conditions, l'axe fœtal et l'axe utérin coïncidant
avec l'axe du détroit supérieur, l'utérus va désormais jouer un
rôle de conducteur. En tendant ses parois, il dirigera la présentation dans l'axe du détroit supérieur et pourra agir également de toutes parts sur le col et sur le vagin. « Il tirera sur
eux, en même temps qu'il poussera le fœtus contre eux, à travers eux, de la même façon que les bras tirent sur la tige d'une
botte en même temps que le pied est poussé dans l'intérieur
de la botte, pour nous servir de l'expression pittoresque de
Duncan ».

DILATATION DE L'ORIFICE EXTERNE

Nous avons vu que la force contractile de la matrice avait
une influence directe sur l'utérus lui-même pour le redresser
dans l'axe et sur le cercle utérin pour l'attirer en haut, l'al-

longer, l'amincir et le dilater. Mais pendant chaque contraction interne le col aussi est soumis aux mêmes alternatives.
On voit son orifice se resserrer d'abord, puis devenir rigide,
ses bords minces et comme tranchants pendant la douleur, et,
la contraction finie, ils redeviennent souples, épais, arrondis,
et on constate un léger agrandissement. La marche se fait
donc progressivement, les contractions tendant de plus en
plus à élargir l'orifice, et celui-ci résistant de moins en moins
jusqu'à ce que la dilatation soit complète. C'est donc par une
série de tiraillements et de repos alternatifs que sa dilatation
s'opère. Plus la contraction est puissante et fréquente, plus la
dilatation est rapide. Plus la puissance musculaire du corps et
du fond est considérable par rapport à celle du col, plus la
résistance de celui-ci est tôt vaincue, plus par conséquent la
dilatation marchera vite.

Ce sont là des phénomènes qui sont d'ailleurs dans l'ordre
naturel des choses, ainsi que le démontre cette loi formulée
par les physiologistes, et qui s'applique à tous les muscles
volontaires et involontaires : « Quand un muscle se contracte,
le muscle antagoniste se relâche ». Or le sphincter de l'orifice
d'un organe creux est l'antagoniste des muscles des parois.
Il est par conséquent naturel que l'orifice utérin se dilate
quand le corps se contracte.

Mais si la contraction utérine agit directement sur l'effacement du col, sur l'ouverture du canal cervico-utérin et la dilatation de l'orifice, elle fait naître en même temps un nouveau
facteur, l'œuf, qui devient une cause puissante de la dilatation. C'est une force inerte, qui vient au secours d'une force
vitale ou organique. Aussitôt après l'écoulement des eaux, la
tête du fœtus prend la place de la poche amniotique et agit
sur le col de la même manière.

L'œuf peut être en effet considéré comme composé de deux

parties : une solide, le fœtus, partie compressible; l'autre
liquide, le liquide amniotique, partie incompressible celle-là,
comme tous les liquides. L'utérus en se contractant tend à
réduire sa capacité, il exerce donc de toutes parts une pression
à la fois sur son contenu solide et liquide. La partie solide,
sous l'influence de cette compression exercée par les parois
utérines, se réduit autant que possible de façon à occuper le
plus petit espace possible, mais la partie liquide étant incompressible, vient transmettre l'effort utérin au point où cet utérus est le moins résistant, c'est-à-dire au niveau de l'ouverture du col. Poussant donc les membranes au-devant de lui,
le liquide vient s'accumuler dans ces membranes au niveau
du col, et ces membranes faisant hernie à travers l'ouverture
du col, viennent à leur tour agir sur ce col en s'y engageant
comme un coin, et en tendant d'autant plus à élargir son
ouverture que l'effort utérin sera plus considérable, la résistance de ces membranes plus fortes et la quantité de liquide
qui y sera chassé plus abondante. Puis ces membranes se rom-
pront au bout d'un certain temps, et, le liquide s'écoulant, c'est
la partie fœtale qui à son tour vient s'engager dans le col et
agir comme un coin pour achever sa dilatation. Mais cette
dilatation se fait alors passivement et le col se dilate donc à
la fois, comme nous venons de le voir, activement et passivement.

CAUSES DE LA DILATATION

Si ces vues sont aujourd'hui généralement admises, elles ne
sont pas entrées dès le premier jour dans le domaine de la
science obstétricale, et plusieurs théories se sont trouvées en
présence sur les causes de la dilatation.

1° « L'effacement du col et la dilatation de l'orifice, a-t-on

dit, sont le résultat des tiraillements exercés sur les fibres du
col par des fibres longitudinales et obliques du corps ».

« Les fibres du corps et du fond peuvent être, dit Hubert,
» comparées à des arcs de cercle qui viennent se continuer
» par leurs extrémités avec les fibres circulaires du col, et
» comme la cavité utérine, occupée par l'œuf, est renflée à sa
» partie moyenne, ce tiraillement s'exerce en haut et en dehors
» et tend par conséquent à agrandir l'orifice utérin ».

Un exemple familier montre mieux notre pensée.

« Supposez une de ces grosses balles en gomme élastique,
contenue dans une espèce d'enveloppe qui n'offre qu'une
ouverture circulaire, comme on en trouve chez tous les mar-
chands de jouets d'enfants; supposez en outre qu'au point
opposé à son ouverture, on torde le sac d'enveloppe, de manière
à diminuer de plus en plus sa capacité, il est évident que
l'ouverture sera tiraillée dans tous les sens et qu'elle tendra à
s'élargir, à mesure que l'on rétrécira son pôle opposé ».

2° L'effacement du col et la dilatation de l'orifice sont un
phénomène purement mécanique. La poche des eaux d'abord,
la partie fœtale qui se présente ensuite, poussées par les contractions du corps et du fond, agissent à la manière de coins
sur le segment inférieur, sur le col et sur l'orifice qui restent
passifs.

C'est la théorie de l'école allemande, et de Hofmeier en particulier.

Tout d'abord, il est, dit Hofmeier, un fait évident, c'est que
pour que l'accouchement puisse se faire, il faut que le segment inférieur de l'utérus, qui doit être si largement distendu
pour laisser passer l'œuf et le fœtus, ne se contracte pas
comme le corps proprement dit.

C'est en effet ce que, d'après lui, on peut constater par le
toucher intra-utérin pratiqué pendant le travail; au moment

des contractions, on rencontrerait toujours une partie très contractée (corps proprement dit), nettement limitée en bas par l'anneau de Bandl, et une tout-à-fait lâche, située immédiatement au-dessus (segment inférieur et col).

A l'appui de la théorie de la passivité du col et du segment inférieur, Hofmeier rapporte une centaine d'observations, d'où il conclut :

Que le segment inférieur et le col restent complètement passifs pendant l'accouchement et dès le début du travail. Seules les zones supérieure et moyenne se contractent pour expulser le fœtus.

Toutefois, il ne peut s'expliquer cette passivité, cette absence complète de contractilité du segment inférieur, ni par l'innervation, ni par la structure. Car ses recherches personnelles lui ont démontré sur des coupes longitudinales et transversales, que le segment inférieur et le col, comme le corps proprement dit, étaient formés de fibres musculaires, les unes circulaires, les autres se éccroisant dans toutes les directions. Et il dit alors qu'on pourrait à la rigueur admettre que la contre-pression du segment inférieur, dont les éléments musculaires sont moins nombreux, est vaincue par la pression des zones supérieure et moyenne (Lash); que la trop grande tension que subit le segment inférieur finit par le paralyser.

La passivité du col et du segment inférieur telle que la comprend Hofmeier, ne saurait être admise d'après Pinard :

« Si véritablement, il suffisait, pour produire l'effacement du segment inférieur et du col et de l'ouverture de l'orifice supposés passifs dès le début du travail de l'action du coin que forme la partie fœtale, lorsque la poche des eaux n'existe plus, on devrait pouvoir obtenir d'excellents résultats des applications de forceps faites avant la dilatation complète de l'orifice externe.

Le forceps agirait alors sur l'orifice externe du col ; or il est impossible de triompher par le même moyen de la résistance opposée par un orifice incomplètement dilaté et non dilatable ».

Dubois, après avoir essayé dans ce cas un forceps à cuillers très étroits, jura bien qu'on ne l'y prendrait plus.

« Et d'ailleurs, il n'est pas un accoucheur qui n'ait éprouvé de résistance autrement que passive du segment inférieur et du col de l'orifice externe dans certains cas où ce dernier avait été à tort jugé dilatable.

« Comment d'ailleurs accorder cette passivité du segment inférieur avec cet autre fait dès longtemps observé : le resserrement, le durcissement, la contraction pour tout dire de l'orifice externe pendant les premiers stades du travail » ?

Aussi, en rejetant cette passivité du segment inférieur et du col, au moins en ce qui concerne le début de l'accouchement, pensons-nous avec Tarnier et Chantreuil qu'il y a du vrai dans les deux théories, et qu'en proclamant une fois encore ce vieux proverbe : « *In medio stat virtus* » nous serons dans le vrai.

« Les tiraillements que les fibres longitudinales et obliques
» du corps de l'utérus exercent sur les fibres circulaires du col,
» ont une certaine part dans cette dilatation, mais il faut aussi
» faire entrer en ligne de compte l'action de la poche des eaux,
» c'est-à-dire la saillie que fait la partie inférieure de l'œuf
» distendue par le liquide amniotique. Cette poche agit de deux
» façons : soit à la manière d'un coin, c'est-à-dire en pénétrant
» à travers l'orifice et en écartant directement ses bords qu'elle
» parvient à dilater ; soit en irritant les nerfs du col, et en
» déterminant par voie réflexe la contraction des fibres muscu-
» laires de l'utérus. Après la rupture des membranes, la partie
» fœtale qui se présente agit de la même façon que la poche
» des eaux ».

En effet, si le coin fœtal est là, l'orifice va s'ouvrir rapidement. On a remarqué depuis longtemps qu'il fallait bien plus
de temps pour amener la dilatation jusqu'à 5 fr. 'que pour le
porter de 5 fr. à la dilatation complète. Si le coin n'agit pas
pour dilater l'orifice, alors seulement le forceps va pouvoir le
remplacer avec avantage.

CONDITIONS D'UNE BONNE DILATATION

Tel est le mécanisme généralement admis à notre époque des
causes et des facteurs qui interviennent dans la dilatation du col
de l'utérus. Mais il est certaines conditions d'un ordre plus
général, tant du côté de la femme que du côté de l'enfant qui
ne sont pas une quantité négligeable dans l'accomplissement
du phénomène. Nous les exposerons brièvement :

a). Du côté de la femme.

a) Il faut que le bassin ne soit pas vicié ni mal conformé.

b) Qu'il n'y ait pas de lésion grave de l'utérus.

c) Que cet organe jouisse d'une certaine énergie.

d) Que les forces générales ne soient épuisées ni par
une hémorrhagie abondante, ni par une longue maladie.

e) Qu'il n'existe aucune affection qui puisse rendre dangereux les efforts auxquels la femme est obligée de se livrer.

f) Qu'il ne survienne pas d'accidents pendant le travail.

b). Du côté de l'enfant.

a) Il importe que l'axe céphalo-rachidien présente une de ses
extrémités au détroit, c'est-à-dire que le fœtus descende par la
tête, le siège, les genoux ou les pieds.

b) Qu'il ne soit pas hydrocéphale, gibbeux, ascitique, d'un volume disproportionné.

c) Qu'il n'y ait pas deux têtes pour un seul tronc, ou deux troncs pour une seule tête, ni deux enfants réunis d'une manière quelconque.

Variabilité de la dilatation normale dans sa durée et dans sa forme. — Mais un fait remarquable et d'observation connue est la plus ou moins grande facilité avec laquelle le col se laisse dilater, lorsque tous les facteurs de la dilatation entrent régulièrement en jeu.

Il est des femmes qui, normalement, en dehors de toute cause de retard, accouchent plus ou moins vite. Et de même que l'on rencontre de l'inertie utérine pour expliquer le plus souvent la dilatation lentement opérée, de même l'inertie pourrait quelque fois s'établir secondairement et être elle-même la conséquence d'une dilatation lente.

Parmi les causes qui rendent la dilatation du col plus laborieuse, on a cité très souvent la primiparité chez les femmes déjà mûres, surtout après 30 ans, ou bien alors chez les très jeunes primipares.

Cette question de la durée du travail chez les primipares a déjà fait l'objet d'un mémoire de M. Courtade (*Arch. de tocologie,* juin, juillet et suivants, 1884). Il a basé sa statistique sur 300 cas environ. Les chiffres qu'il cite sont intéressants à rappeler, en ce qui concerne la durée de la première période du travail, celle qui nous occupe, la dilatation du col.

Hecker n'admet pas la prolongation de la première période de l'accouchement chez les primipares âgées.

C'était l'opinion de Mme La Chapelle et de Depaul. Kleinwachter soutint la thèse contraire.

Examinons les chiffres cités.

De la durée du travail chez les primipares en général :

Cazeaux, Tarnier, Charpentier, de 12 à 15 heures.
Depaul, Veit, Shröder,   de 17 à 18   »

Les chiffres donnés pour la durée du travail chez les primipares au-dessus de 28 ans dépassent en somme très peu cette moyenne :

Rumpe	12 heures.
Kruger	14 »
Kleinwachter	18 »
Hecker	18 »
Winckel	19 »
Courtade	18 »
Dieterlen	22 »

Moyenne de 17 heures.

Nous dirons seulement deux mots à titre de curiosité des formes variables de la dilatation.

Chez les primipares, on voit, au début du travail, un orifice très petit s'élargir progressivement et rester circulaire, puis, au fur et à mesure que la dilatation augmente, devenir ovalaire, avec la grosse extrémité de l'ovale tournée en arrière et la petite en avant.

Quelquefois, l'ouverture est presque elliptique (présentation de l'épaule et de l'extrémité pelvienne).

Il faut aussi tenir compte de l'état pathologique du col dans certains cas (cancer, etc.) et alors l'ouverture triangulaire, en croissant, se fait aux dépens des parties saines.

De l'étude générale des phénomènes que nous avons observés, il ressort certains faits absolument démontrés et, en terminant ce chapitre, nous comprendrons le phénomène de la dilatation physiologique du col de l'utérus de la façon suivante :

1° La dilatation physiologique de l'orifice utérin est un phénomène complexe, stade terminal d'une suite d'autres phénomènes indispensables à son accomplissement qui sont : le ramollissement du col, son effacement, son redressement dans l'axe pelvi-génital ;

2° Dans sa production interviennent plusieurs facteurs : la contraction utérine, puissance active, les autres passifs : la poche des eaux et la partie fœtale dont l'action, d'abord distincte, finit par se combiner. Et elle est le résultat d'une lutte qui s'établit entre la musculature énergique des zones moyenne et supérieure de l'utérus d'une part, et la musculature faible du segment inférieur et du col de l'autre.

Au début, le col et le segment inférieur se contractant comme le reste, résistent à la pression qu'exercent sur eux les zones moyenne et supérieure par l'intermédiaire du coin fœtal. C'est la période à laquelle l'orifice se resserre au début de la contraction.

Peu à peu l'action prédominante des zones moyenne et supérieure s'accuse.

L'orifice ne se rétrécit plus, mais il n'est pas dilatable. Sa résistance n'est pas encore complètement vaincue. On essaierait en vain de la forcer sans déchirure.

Enfin les zones supérieure et moyenne triomphent de la résistance du segment inférieur et du col qui deviennent passifs. Deux nouveaux éléments apparaissent : la poche des eaux d'abord, la présentation fœtale ensuite, qui unissent leurs efforts à ceux de la contraction utérine.

Le segment inférieur et le col qui tout à l'heure étaient actifs, sont paralysés.

L'orifice est dilatable.

3° Variable dans sa durée, suivant l'âge et la primiparité principalement, elle s'effectue en moyenne en 17 heures.

Et elle se fait d'autant mieux et d'autant plus vite, que les contractions sont plus énergiques, plus régulières, la rupture des membranes plus tardive, l'état anatomique du col plus normal, la présentation et la position du fœtus plus avantageuse et la conformation du bassin plus régulière.

———

DEUXIÈME PARTIE

Etude de la dilatation anormale du col de l'utérus.

———

Pour que l'accouchement se fasse sans secours étranger, nous avons vu que d'assez nombreuses conditions sont nécessaires. Elles sont inhérentes à des états divers et dépendent de causes plus ou moins éloignées, telles que l'état du bassin, la présentation du fœtus, les affections intercurrentes de l'utérus, car, comme nous dit Duncan Stewart dans son Traité des hémorrhagies utérines, « l'utérus, comme tous les autres muscles, est troublé dans son action par les affections du cerveau, les lésions de la moelle épinière et de certains organes ; quelquefois l'atonie complète de ce viscère est le résultat des causes qui ont affaibli l'énergie des nerfs ».

Nous trouvons là évidemment des causes indirectes qui peuvent, sinon entraver la dilatation du col de l'utérus, au moins retarder la marche de l'accouchement, et nécessiter même des interventions obstétricales.

Mais tel n'est pas le but que nous nous sommes proposé, et en étudiant l'accouchement pathologique, nous nous bornerons à la recherche et à l'appréciation des faits où l'on rencontre une résistance anormale opposée par le segment cervico-utérin : tels les cas dans lesquels on constate un défaut d'effacement, une situation non axiale du col, ou *à fortiori* des obstacles situés sur le col même, ceux-ci très variés et que nous étudierons en détail.

Cependant nous croyons qu'il existe un moyen terme entre l'accouchement physiologique normal et l'accouchement pathologique pur. Il est vraiment des cas où le stade de dilatation de col semble suffisamment prolongé pour faire supposer à l'accoucheur qu'il se trouve en présence d'obstacles bien déterminés, sans que néanmoins il lui soit possible d'en préciser nettement la cause; tous les agents de la dilatation paraissant agir normalement sur un utérus également sain. Et si, bien souvent, ce retard peut être imputé à une rupture prématurée de la poche des eaux, quoique Mathias Duncan (*Lancet,* 29 juin 1892) et John Gould (*Med. Times and Gazette,* 18 septembre 1852) aient vu les eaux s'écouler, le premier 45 jours, le second 5 semaines avant l'accouchement, et l'enfant naître vivant, nous pensons qu'il faut la plupart du temps en voir le point de départ dans l'inertie utérine, de quelque origine que l'on voudra.

Ces accouchements laborieux encore connus sous le nom de « *tiedous labour* des Anglais, » d'accouchements ennuyeux de Pajot, ont été de la part de ce dernier l'objet d'une description magistrale.

« Ceux-là reconnaissent pour cause la faiblesse vraie et continue des contractions, faiblesse s'alliant toujours à leur espacement considérable. Aussi, dans cette espèce, la douleur agaçante souvent, mais faible comme la contraction elle-même, se produira trois ou quatre fois dans une heure ou même se fera sentir trois ou quatre fois dans un quart d'heure, permettra ensuite à la femme de sommeiller pendant un certain temps et le travail se traînera de la sorte péniblement, sans accident, avec une lenteur désespérante, pendant 40, 50, 60 heures, mais finira par aboutir.

» Or si dans ces cas les contractions ont été faibles, il est permis de dire qu'elles ont été en somme suffisantes. Parmi les femmes, comme parmi les hommes d'ailleurs, il est de ces natures molles, de ces organisations flasques; ces femmes se meuvent et s'émeuvent lentement, vivent lentement, accouchent lentement, mais enfin accouchent.

» Le pouls pour la femme, le sthétoscope pour l'enfant, souvent interrogés, voilà les vrais guides. Rassuré par eux, l'accoucheur pourra faire provision de patience, source inépuisable de succès, dans ces cas, causes de tant désastres, en présence d'obstacles physiques méconnus ».

A l'appui de sa théorie, M. Pajot fournit quelques observations dans lesquelles on retrouve cette inertie utérine, par laquelle les contractions sont rares, irrégulières, elles agissent mal sur le col, il ne se dilate pas.

OBSERVATION I

Pajot.

Pendant les journées, de juin 1848, j'assistai en présence d'un médecin américain, une jeune dame, sa compatriote. Elle était primipare, bien conformée, d'un phlegme plus que britannique, se plaignant peu, ne s'émouvant de rien, dormant entre ses douleurs, prenant des bouillons et des potages. L'enfant se présentait en première position du sommet. Elle mit soixante-quatorze heures à accoucher, je passai là trois jours, trois nuits et deux heures. L'enfant était d'un volume ordinaire, assez vivace, la mère présentait le pouls ralenti des accouchées. Elle ne fut pas une heure malade.

OBSERVATION II

Pajot.

En 1844, j'accouchais une ouvrière, fabricante de dentelles, mariée, ayant déjà un enfant; c'était une femme de 28 ans, assez grasse mais pâle, à chair molle. Le travail fut très normal (sommet première position). Toutes les parties génitales étaient très souples, très préparées, je comptais sur un accouchement prompt. Les contractions furent si peu énergiques et si espacées que la dilatation seule demanda plus de cinquante heures, l'accouchement dura en tout cinquante-neuf heures. L'enfant n'avait nullement souffert et la mère se leva une douzaine de jours après.

OBSERVATION III

Pajot

En 1864, j'étais appelé par un de mes anciens élèves, exerçant à Paris, auprès d'une femme de 37 ans, primipare, sans fausses couches antécédentes. C'était une femme forte et grande; bassin normal; fœtus à terme en première position du sommet; 48 heures passées au travail; membranes rompues; orifice assez ferme, sans dureté, cependant un peu épais, d'environ 3 centimètres de diamètre seulement. Les contractions, d'après le rapport de mon confrère, ont toujours été *faibles, espacées* et sont encore moins marquées depuis cinq à six jours. Le cœur fœtal s'entend peu, la mère est dans un grand état d'agitation; le pouls à 80 n'est pas dur ni concentré.

Je reste environ une heure auprès de la malade pour examiner la marche du travail. *Les contractions sont en effet rares et ne portent pas.*

Je me décide, en voyant l'agitation croissante, à faire deux petites incisions sur l'orifice, et deux heures après, au moment où je propose une saignée au bras, le liquide amniotique sort teint de méconium.

Je touche. L'orifice, quoiqu'incomplètement dilaté, s'est agrandi et me paraît pouvoir permettre l'introduction du forceps.

L'application de l'instrument est faite sans trop de difficultés, et après quelques tractions prudentes et prolongées, j'amène un gros garçon dans un état assez complet d'asphyxie congestive; face vultueuse et violette, mollesse dans les membres. Je laisse la mère aux soins du confrère et me charge de l'enfant.

Après les premiers secours classiques, saignée du cordon, ligatures, face à l'air, frictions, etc., je me hâte d'insuffler, et ce n'est qu'après plus d'une heure que je parviens à le ranimer.

C'est aujourd'hui un beau garçon de 9 ans. Le confrère fit la délivrance.

Ces trois observations nous montrent l'influence de l'inertie utérine sur le caractère des contractions utérines et sur la marche de la dilatation du col qui ne s'opère pas.

En effet, ces deux phénomènes, inertie utérine et résistance du col, sont intimement liés l'un à l'autre.

Nous pouvons maintenant aborder avec plus de fruit l'étude des faits dans lesquels nous nous trouvons, en présence d'obstacles physiques mieux connus dans leurs causes et dans leurs effets. Et nous allons ainsi passer en revue ceux qui nous sont fournis par le segment cervico-utérin d'abord, dans les cas où l'on constate :

    1° Le défaut d'effacement ;

    2° La situation non axiale du col et du segment inférieur;

Ou plus spécialement encore par les lésions limitées au col, et au nombre desquelles figurent :

    1° L'allongement et l'hypertrophie du col;

    2° Les malformations utérines et cervicales;

    3° L'oblitération du col;

    4° La rigidité du col.

CHAPITRE PREMIER

DÉFAUT D'EFFACEMENT

Ce défaut d'effacement se produit dans des cas bien déterminés, et accompagne presque toujours l'accouchement qui se fait avant terme et les tumeurs du col, quelle que soit leur nature.

Dans l'accouchement non à terme, le col en effet, n'a pas atteint son complet degré de ramollissement, puisqu'il n'y arrive qu'à la fin de la grossesse. Or si nous nous rappelons cette action préparante indispensable du ramollissement du col sur son effacement, il nous est dès lors très facile de comprendre que le col incomplètement ramolli n'a pas le temps de s'effacer sous l'influence des contractions utérines. Et alors qu'arrivera-t-il? Le col, au lieu de former un simple anneau, constitue un canal dont la longueur est égale à celle du canal cervical, et que le doigt est obligé de parcourir pour arriver jusqu'à l'œuf. Tout se bornera à un agrandissement progressif de son diamètre transversal, qui s'élargit en entonnoir. Et nous avons alors un col qui se dilate, mais sans s'effacer.

Un phénomène à peu près analogue doit se passer quand une tumeur ou toute autre dégénérescence anatomique ou pathologique (polypes fibreux, cancer), des brides, des cicatrices ont envahi le col. Leur présence, en effet, empêche le ramollissement; mais comme il est rare que tout le col soit envahi régulièrement, l'effacement puis la dilatation se font aux dépens des parties saines du col : de là des formes variées de l'orifice qui peut être elliptique, triangulaire, rectangulaire, etc.; la forme étant essentiellement subordonnée à l'étendue de la lésion.

Le cadre de notre thèse ne nous permet pas de nous étendre longuement sur ces faits vraiment intéressants et très nombreux de la pathologie obstétricale. Cependant nous tenions à faire entrevoir cette influence des tumeurs sur la dilatation, qu'elles peuvent rendre irrégulière et souvent fort pénible.

CHAPITRE II

Les déviations du corps et du col de l'utérus, les deux étant le plus souvent en corrélation directe, quoique Boër ait voulu démontrer une sorte d'inflexion ou de courbure normale à la jonction du corps et du col, jouent également un grand rôle dans le mécanisme de l'accouchement. Elles ne sont pas sans influence sur la marche de la dilatation et, à ce point de vue qui nous intéresse spécialement, nous verrons quelle est l'action de ces déviations exagérées qui peuvent, dans certains cas, donner lieu à des complications assez sérieuses.

DÉVIATIONS EXAGÉRÉES

Souvent en effet, pour des causes variées, l'utérus et le col semblent occuper des positions absolument anormales, que les efforts de la nature deviennent impuissants à combattre. Dans ce nombre, il en est trois principales sur lesquelles nous nous proposons d'insister particulièrement :

a) La déviation exagérée en arrière ou obliquité postérieure du col : par développement exagéré du segment antéro-infé-rieur de l'utérus.

b) L'obliquité latérale.

c) L'obliquité antérieure du col, ou déviation exagérée en avant : aussi appelée sacciforme par développement sacciforme du segment postéro-inférieur de l'utérus.

Qu'il nous suffise de savoir d'une manière générale que, si quelquefois l'axe de l'utérus est dévié de la ligne médiane, cette déviation doit s'expliquer par le développement prédominant d'une des cavités de l'utérus qui, troublant l'équilibre, aura entraîné tout l'organe d'un côté.

D'autres causes situées en dehors de la matrice peuvent encore, d'après Hergott, être invoquées pour expliquer leur pathogénie. Ce sont d'abord les vices de conformation du bassin qui rendent l'engagement très difficile, impriment une fausse direction à la région fœtale et empêchent aussi le redressement.

Au même titre, nous trouvons encore les déviations de la colonne vertébrale et enfin les maladies organiques de l'abdomen et les adhérences de l'utérus et de ses annexes, à la suite de péritonite, d'ovarite, de salpingite, de métrite, etc. Nous croyons aussi que le relâchement des parois abdominales constitue une véritable cause prédisposante à ces déviations.

1° *Obliquité postérieure du col.* — Celle-ci véritablement n'est qu'une exagération du phénomène normal, puisque pendant la grossesse le col est dévié en arrière et à gauche. Elle peut tenir à une antéversion exagérée du corps de l'organe, amenant au début du travail un développement exagéré du segment antéro-inférieur de l'utérus, mais aussi être très prononcée, bien que le fond de la matrice ne soit pas porté plus en avant qu'à l'ordinaire et se produire pendant le travail, ou dans les derniers temps de la grossesse.

Quoi qu'il en soit du mécanisme et de l'époque de sa production, son influence sur la marche du travail est toujours la même.

La tête du fœtus, chassée par la contraction, pousse devant

elle la paroi antérieure et inférieure de l'utérus, et l'on comprend ainsi que la dilatation soit fort lente et ne se fasse qu'imparfaitement; les efforts expulsifs viennent se briser contre la partie antérieure du col qui, répondant au vide du bassin, est distendue par la tête et, entraînée quelquefois jusqu'à la vulve, menace de se rompre. Le travail, en amenant la descente de la tête, reportera d'autant plus ce col en arrière, que le segment inférieur de l'utérus fera une saillie plus considérable dans le vagin. Et l'on constate alors une obliquité telle du col, que le plan de son ouverture au lieu d'être horizontal a une direction presque verticale, de telle sorte qu'il est tourné vers la face antérieure du sacrum, que son bord supérieur est devenu bord inférieur, et que son bord postérieur est maintenant supérieur.

Quand l'orifice est ainsi très en arrière, il n'est pas toujours facile de l'atteindre et quelques médecins ont commis la faute de croire à une dilatation complète quand celle-ci n'est même pas commencée.

Merriman, Velpeau, Bill, professeur à Milan, relatant des observations (*Annales de chirurgie*, 1845) de cette déviation exagérée du col en arrière ayant nécessité les secours de l'art.

2° *Obliquité antérieure du col* (Dilatation sacciforme de Depaul). — Dans cette déviation exagérée du col en avant, nous constatons le phénomène inverse. C'est le segment postérieur de l'utérus qui se trouve le plus engagé, et l'orifice du col, au lieu de regarder le sacrum, fait face à la symphyse pubienne et remonte même quelquefois au-dessus.

Dans ce cas, particulièrement étudié par Depaul et désigné par lui sous le nom de dilatation sacciforme du segment postéro-inférieur de l'utérus, le col, en effet, refoulé au-dessus du pubis, peut être extrêmement difficile à atteindre, ce qui peut faire croire à une oblitération complète du col. Et plus d'une fois l'hystérectomie vaginale fut ainsi pratiquée, qui entraîna la mort de la malade.

Cet état spécial de l'utérus se produit progressivement :

1° A la suite de la rétrodéviation par développement de la paroi de l'utérus, regardant l'abdomen.

Et cette variété doit être distinguée de celle qui se produit à la fin de la grossesse ;

2° Sans rétrodéviation préalable, et qui est causée par l'ampliation du segment postéro-inférieur de l'utérus.

En tout cas la paroi postérieure du segment inférieur est remplie par une partie fœtale et forme une poche qui plonge dans l'excavation. La tête descend alors coiffée par le segment inférieur, qui, en ce point, s'amincit de plus en plus, mais le col comprimé entre la région fœtale et la symphyse ne pouvant plus se redresser, toute dilatation fait défaut. Et alors le segment inférieur de l'utérus, sous l'influence de la vis à tergo, augmente de hauteur, en même temps que ses parois s'amincissent, et menace de se rompre, si une habile et prompte intervention ne vient remédier à cette défectueuse position.

Nous avons recueilli dans le *Journal de médecine et de chirurgie pratiques*, de Lucas-Championnière, l'observation bien curieuse d'un accouchement rendu laborieux par déviation antérieure du col utérin, et nous avons pensé qu'il serait vraiment intéressant de la reproduire ici.

OBSERVATION IV

Gazette Médicale, 1831.

Une femme de 36 ans, enceinte pour la cinquième fois, ressentit, à 7 mois de grossesse, des douleurs assez vives pour lui faire craindre un accouchement prochain. Elle fit demander une sage-femme qui resta près d'elle 24 heures. Mais les douleurs s'affaiblirent bientôt et il ne survint rien de remarquable jusqu'au terme ordinaire de l'accouchement (fausses douleurs).

Une seconde sage-femme fut alors appelée, mais ne pouvant reconnaître le col utérin, elle fit demander M. Halmagrand. Celui-ci fut d'abord frappé de la configuration de l'abdomen sur lequel se dessinait une tumeur assez volumineuse et douloureuse à la pression, située à gauche au-dessous de l'ombilic.

Le toucher pratiqué fit bien reconnaître une tumeur saillante, semblable à la tête d'un fœtus, mais le doigt porté en arrière rencontrait un cul-de-sac sans qu'on pût parvenir jusqu'à l'orifice du col. Enfin cet orifice fut rencontré tout à fait en avant, derrière le pubis, et au niveau de l'éminence iléo-pubienne. Il était placé si haut que le doigt indicateur était facilement senti par l'autre main à travers la peau qui revêt l'arcade fémorale. La femme fut mise dans un bain et l'on attendit au lendemain pour prendre un parti décisif.

M. Maygrier se joignit alors à M. Halmagrand et ils trouvèrent la femme dans le même état, seulement les douleurs étaient plus fortes; on réussit seulement au jour suivant à terminer l'accouchement.

De retour auprès de la malade, ces deux médecins voulurent tenter quelques manœuvres, mais il fut absolument impossible de corriger en rien la déviation de l'orifice utérin qui n'avait guère que la largeur d'une pièce de 50 centimes; on attendit donc un jour pour délivrer cette malheureuse.

Voyant alors que la malade s'affaiblissait de plus en plus et ne tarderait pas à succomber, ils eurent recours aux manœuvres suivantes :

La main droite fut introduite dans le vagin avec une difficulté extrême, à cause des violentes contractions de ce canal; on parvint cependant à fixer sur le pied droit de l'enfant un lac au moyen duquel on attira ce membre peu à peu hors des parties sexuelles. Il était sphacélé en totalité; au moyen de ce membre dégagé en totalité, on put parvenir jusqu'au membre opposé et l'enfant fut enfin extrait par des tractions douces. Sept mois après la mère, succombait. A l'autopsie, on trouvait l'utérus très développé, d'un volume double de celui de la tête d'un adulte, allongé de droite à gauche. La surface extérieure de l'organe était parsemée de tumeurs arrondies évidemment squirrheuses.

3° *Obliquité latérale.* — La déviation de l'utérus pendant la grossesse, désignée par les auteurs sous le nom d'obliquité latérale, n'est pas due à une inclinaison réelle de l'organe gestateur mais à une inclinaison apparente. Et celle-ci est due elle-même au manque d'égalité et de parallélisme dans le développement des deux moitiés de l'organe. Quand il y a une inclinaison réelle, elle est secondaire à cette inclinaison apparente, et elle est due à ce que l'utérus se laisse entraîner en totalité vers son côté le plus développé.

Elle est la cause et non l'effet de diverses situations que le fœtus peut occuper dans la cavité utérine, et elle est ainsi le point de départ de présentations vicieuses (épaule, face, siège); aussi, peut-elle, dans certains cas, devenir une cause de longueur dans le travail et de retard dans la dilatation. Mais il est bien plus facile de la corriger par les changements de position imprimés à la femme, et elle constitue rarement une cause de dystocie.

D'une manière générale, nous terminerons ce paragraphe des déviations utérines, en disant qu'elles deviennent de sérieux obstacles à la dilatation du col en empêchant son redressement dans l'axe pelvi-génital.

Nous avons vu que le resserrement de l'utérus, s'opérant à l'aide de ses fibres longitudinales et obliques, du fond vers le col, le fœtus est poussé dans le bassin; mais pour qu'il s'y engage d'une manière convenable, il faut de plus qu'il soit soutenu par les contractions des fibres transversales et obliques, que l'utérus se contracte de toutes parts, et il faut surtout que les contractions aient une direction convenable, c'est-

à-dire que toutes les forces convergent vers un même point :
l'ouverture du col.

Toute cause qui intervertit l'ordre des contractions et détruit
cette harmonie d'action rend l'accouchement long et difficile.

Or dans l'utérus dévié, quelle que soit sa déviation, les plans
musculaires subissant un développement inégal et obéissant à
des lois mécaniques différentes, nous ne serons pas étonné si
les contractions ne sont pas égales en force et en direction.
Celles-ci, au contraire, pourront être plus violentes en certains
points que dans d'autres; dès lors, n'étant plus convergentes
vers un même point, elles se contrarieront et, si elles n'aggra-
vent pas l'état de choses existant déjà, elles n'aboutiront à
aucun résultat.

Dans l'un et l'autre cas, en effet, le col n'est plus placé dans
la direction de l'axe des contractions, la tête vient fortement
presser sur un des points de la paroi utérine contre laquelle
toute puissance vient se briser. Et la dilatation, quand elle
s'opère, se fait très lentement. Le plus souvent est-on obligé
d'intervenir.

CHAPITRE III

1º Tuméfaction et allongement de la lèvre antérieure du col.

Nous sommes maintenant naturellement amené à étudier les causes de dystocie tenant au col de l'utérus lui-même, et au premier rang figure, comme étant sinon la moins fréquente en tout cas la moins sérieuse, la tuméfaction et l'allongement de la lèvre antérieure du col.

Cet accident résulte de l'engagement profond de la tête avant la dilatation complète du col. Dans ce cas, qui se rencontre surtout chez les primipares, la lèvre antérieure du col se trouve fatalement prise entre la symphyse et la tête et si le travail ne se termine pas rapidement, surtout si le bassin est un peu au-dessous de la normale, cette lèvre antérieure se tuméfie au-dessous de la tête et vient quelquefois opposer un obstacle sérieux à la sortie de la tête. Plus la tête tend à descendre, plus la tuméfaction augmente et plus la difficulté devient considérable.

M. Blot en a observé un cas dans lequel la tumeur formée par la lèvre antérieure avait 3 centimètres d'épaisseur et fut poussée jusqu'à la vulve. L'application de forceps permit seule la terminaison du travail.

D'autres observateurs, Nægelé, Lever, Guéniot, Danyau, Scanzoni, Kilian, Holl, Huber, Scholler, en rapportent des cas à peu près analogues.

Nous citons ici l'observation de Duclos de Toulouse qui nous a paru surtout instructive.

OBSERVATION V

Duclos (de Toulouse).

Une femme de 34 ans, en travail de son cinquième enfant, éprouva tout à coup, après 24 heures de douleurs modérées, une souffrance aiguë et poussa un cri perçant. Un corps allongé parut entre les lèvres de la vulve, et cette apparition fut accompagnée d'une légère hémorrhagie, de pâleur et de faiblesse. A son arrivée, il trouva une tumeur cylindrique faisant hors de la vulve une saillie de 4 travers de doigt, large de 2 pouces à l'endroit de sa sortie, inégale, résistante, d'une couleur vineuse. Après quelque hésitation, il reconnut qu'elle était formée par la lèvre antérieure allongée et tuméfiée.

Il pensa d'abord à l'application de forceps, mais il se contenta d'aider à la sortie de la tête, en attirant l'occiput d'une part et de l'autre le front à l'aide de l'index préalablement introduit dans le rectum.

Dans les cas cités par Nægelé, Lever et Danyau, l'accouchement se termina seul, aussi Danyau fait remarquer que cette sorte de tumeur ne peut guère être considérée comme un obstacle mécanique à l'accouchement. C'est bien plutôt à la douleur extrême dont elle est le siège, au trouble et à l'irrégularité que cette douleur détermine dans les contractions utérines qu'il faut attribuer la longueur excessive du travail.

Quel que soit son mode d'action, nous nous contenterons de dire qu'il y a là un véritable obstacle à la dilatation et une cause évidente de retard dans le travail.

A côté de ces cas, il en est d'autres dans lesquels la tuméfaction de la lèvre antérieure du col peut être formée par une infiltration sanguine. Ce sang, d'abord simplement infiltré, peut, écartant les mailles des tissus du col, se réunir en foyer, et celui-ci, s'ouvrant plus tard, produire une hémorrhagie assez grave.

Johnston, Montgomery, Gardien, Barnes, Ahlfeld, Murray, Mac-Clintok, en rapportent des observations frappantes. Celle de Johnston, signalée dans *The Dublin quaterly Journal,* 1851, est particulièrement intéressante.

Ces véritables thrombus se forment dans les mêmes conditions que la tuméfaction de la lèvre antérieure du col, et peuvent être considérés comme le stade terminal de cette production pathologique, quand l'intervention n'a pas été assez rapide pour enrayer de pareils accidents. Au point de vue mécanique, ils agissent de la même façon, mais sont en plus, redoutables par l'hémorrhagie toujours imminente.

Certains auteurs, Bourret entre autres (*Sepulchretum,* vol. II, lib. III, sect. 38), se sont avisés de signaler comme troublant nécessairement la marche du travail et rendant la dilatation très douloureuse et très lente, la présence d'abcès développés dans l'épaisseur des lèvres du col.

Nous rapportons ce fait à titre de curiosité, car, pour notre part, nous n'avons jamais ouï dire, ni trouvé confirmé dans d'autres auteurs, qu'une pareille lésion existât.

Mais il est un autre accident du même genre, moins étudié peut-être ou seulement dans ces dernières années, que nous avons cru bon de signaler ici. Nous voulons parler de l'hypertrophie pathologique du col de l'utérus.

Dans notre premier chapitre, acceptant les résultats de la statistique de Varnier, nous avons admis comme certaine l'hypertrophie du col pendant la grossesse.

Ce fait étant physiologique, ne peut-on admettre qu'il se fasse dans quelques cas, rares il est vrai, une perversion de ce phénomène, et qu'alors on obtienne un accroissement considérable de l'organe ? On voit alors le col allongé dans ses deux portions sus et sous-vaginales, faire hernie à la vulve. Mais ici le corps de la matrice est en place, ce qui différencie essentiellement cette affection du prolapsus utérin, qui lui ressemble à première vue.

Et l'on comprend facilement que cette hypertrophie du col doit avoir une influence fâcheuse sur la marche du travail.

En effet, l'effacement d'un col hypertrophié demande des efforts considérables et un temps très long. Mais, même dans la plupart des cas, il n'y a pas d'effacement à proprement parler, de haut en bas. Il y a simplement amincissement des parois du canal cervical, avec dilatation de ce canal. Cette dilatation elle-même est entravée par les modifications de structure que l'inflammation a fait subir au col. On note en effet, dans toutes les observations, des ulcérations qui siégeaient à l'orifice du museau de tanche ou bien sur son pourtour. Ces ulcérations n'ont pas dû guérir sans formation d'un tissu pathologique, long à se laisser distendre.

Une autre difficulté du travail réside en ce que, le col utérin faisant de nouveau issue à la vulve, menace d'entraîner tout l'organe avec elle.

Aussi voyons-nous, dans un cas rapporté par Budin, cette dilatation être très longue et ne demander pas moins de 48 heures.

Dans d'autres observations de Guéniot, de Maraschi, du Dr Tracou, chef de clinique obstétricale à Lille, il ne s'écoula guère moins de temps, depuis le moment où les douleurs apparurent et la rupture des membranes.

2° Malformations utérines.

A côté de ces formes anormales du col qui se développent pendant la grossesse ou le travail, il existe des malformations congénitales de l'utérus et de son col, souvent ignorées jusqu'à l'accouchement et qui peuvent alors entraver le processus de la dilatation.

Nous n'étudierons pas ici l'action variée des différentes malformations qui peuvent se produire dans la pratique (utérus didelphe, bicorne, bilobulaire, semi-lobulaire, double), avec des cols utérins également anormaux dans leur forme, leur volume, leur nombre (col atrésié, double, absent).

Outre que ces déformations bizarres prédisposent singulièrement aux présentations vicieuses et constituent ainsi un premier obstacle à la dilatation, souvent très difficile à vaincre, elles aboutissent la plupart du temps à des ruptures utérines ayant généralement leur point de départ au niveau du col même ou à sa réunion avec le corps. Elles s'expliquent, en effet, assez facilement par ce que vulgairement nous serions tenté d'appeler un manque d'étoffe. Les tissus externes, et ceux du col en particulier, réduits dans leur volume et leur texture, il arrivera forcément un moment où, ayant atteint leur maximum de distension, sous l'influence des agents dilatateurs, sans que néanmoins ce col soit dilatable, l'équilibre sera rompu. Le col se dilatera régulièrement pendant une certaine période, tant que les tissus utérins pourront y suffire, mais à un moment donné, l'étoffe venant à manquer, le col ne pourra plus se distendre et, se trouvant dès lors trop faible pour résister à l'action de la puissance qui le sollicite à s'ouvrir, il se rompra; mais, en fait, la dilatation n'aura pas été complète et n'aura pas pu s'effectuer.

Depaul, en 1883, a présenté à la Société anatomique un cas de ce genre.

Il s'agissait d'une femme chez laquelle on constatait la présence de deux vagins inégaux en largeur. Pendant le travail, la rupture se produisit, entraînant la mort avec elle. A l'autopsie, on trouva, à l'entrée du col, deux ouvertures latérales, séparées l'une de l'autre par une cloison médiane qui, en arrière, ne s'avançait pas jusqu'à l'orifice interne du col utérin; puis deux utérus, l'un gros, développé, l'autre plus petit, mais ayant subi une certaine modification. La séparation des deux utérus était complète jusqu'au-dessus de l'orifice interne du col.

Müller, qui fait autorité dans la question, dit aussi que ces malformations deviennent des causes de dystocie par la faiblesse des parois, les présentations vicieuses du fœtus et les graves complications qu'elles peuvent engendrer : l'hémorrhagie et la péritonite.

3° Oblitération du col.

L'oblitération du col constitue un accident, quoique rare, peut-être plus fréquent que les précédents et s'opposant plus directement à la dilatation du col. Mais avant de parler de l'oblitération réelle du col et qui peut siéger soit à l'orifice externe, soit à l'orifice interne, soit avoir envahi le col en entier, nous dirons deux mots de l'agglutination simple que l'on rencontre assez fréquemment.

Agglutination simple. — Elle est le plus souvent constituée par des mucosités épaisses et gélatineuses qui viennent réunir les deux lèvres du col.

Quelquefois aussi, on constate cette agglutination dans les cas où le segment inférieur de l'utérus est très profondément engagé dans l'excavation; le doigt atteint facilement le col sans y trouver d'ouverture. A la place de l'orifice, il y a une dépression centrale, un creux dont le centre est occupé par une trame filamenteuse, des filaments charnus, une toile celluleuse percée d'une ouverture très rétrécie. Et si le doigt pénètre plus haut, il est arrêté par un obstacle. A mesure que les contractions augmentent, le segment inférieur s'amincit et descend, mais l'orifice reste fermé et devient de plus en plus difficile à atteindre en se portant en haut et en arrière.

Cependant, dans ces cas, la dilatation s'opère presque toujours normalement et, à défaut, une simple intervention avec le doigt suffit pour vaincre l'obstacle, ainsi que le prouvent les deux observations suivantes de Cazeaux :

OBSERVATION VI

Dans le premier cas, chez une femme de l'hôpital des cliniques, il avait constaté cette agglutination en pratiquant le toucher pendant la grossesse. Il fut prévenu quand le travail se déclara : l'orifice résista d'abord, mais quand les douleurs devinrent très énergiques, les adhérences cédèrent spontanément et l'accouchement se termina naturellement.

Dans l'observation qui suit, les efforts de la nature furent impuissants, et il dut intervenir avec le doigt.

OBSERVATION VII

Dans le second cas, je fus appelé par un médecin de la ville pour une primipare chez laquelle les douleurs de l'accouchement duraient depuis trois jours, sans que le travail eût fait aucun progrès. Je pus m'assurer, en touchant cette malade avec le plus grand soin et à plusieurs reprises, qu'il n'existait aucun orifice sur le segment inférieur de la matrice. Je crus cependant reconnaître la place de l'orifice externe à une très petite dépression. Pendant une contraction, j'essayai de détruire les adhérences avec mon doigt que je poussai fortement en le faisant tourner rapidement. Après quelques tentatives infructueuses, je réussis à déchirer les adhérences. L'ouverture que je venais de créer s'agrandit rapidement, et l'accouchement eut lieu régulièrement.

OBLITÉRATION RÉELLE DU COL

Tantôt limitée à l'orifice externe, elle constitue ce que Naegelé a appelé l'agglutination de l'orifice externe. L'obstacle est alors constitué par un tissu pseudo-membraneux ou fibreux, comparé par lui à celui qui unit le placenta et la matrice, les poumons et la plèvre, les intestins et la paroi abdominale, lorsque l'inflammation se termine par des adhérences.., quelquefois ce tissu est comme aponévrotique, et dans un de ces cas où l'autopsie d'une femme morte pendant le travail permit d'en constater la nature, on trouva que la coarctation de l'orifice du col était tellement résistante, qu'elle ne pouvait être déchirée ni rompue par une forte impulsion. Ce qui frappe alors, c'est la présence au fond du vagin d'une tumeur lisse, arrondie, assez ferme, sans saillie ni dépression, rappelant la trace du col; tout au plus peut-on quelquefois, en un point très limité, sentir une résistance un peu moins grande. Le vagin est sec, il n'y a pas d'écoulement, de mucosités ou de liquide amniotique, et le diagnostic doit en être fait au moyen du doigt, du spéculum et du stylet, car on a souvent confondu cette altération avec une déviation de l'orifice utérin, ou encore avec un vice de conformation de la portion vaginale du col.

Tantôt, au contraire, l'orifice interne seul est pris, et l'éveil n'en sera donné que quand les contractions utérines se seront exercées depuis un certain temps. Les symptômes en sont à peu près les mêmes que pour l'orifice externe, mais le doigt rencontre au niveau de l'orifice interne une cloison complète, sans trace d'orifice, et le spéculum permet, en écartant les lèvres du col, de constater directement la soudure complète de l'orifice supérieur et d'y faire pénétrer un stylet.

Tantôt enfin les deux orifices et le canal intermédiaire sont oblitérés, on a alors affaire à ce que Depaul a appelé l'oblitération complète du col, beaucoup plus rare que l'oblitération partielle ou incomplète. Dans un travail publié en 1860, il a ajouté 30 observations personnelles aux faits déjà connus.

Armand et Latour en rapportent aussi des exemples bien constatés, d'après M. La Chapelle (*Loc. cit.*). Encore Littré avait-il trouvé chez le sujet observé par Armand un pertuis pouvant admettre une soie de cochon, et la femme dont a parlé Simon avait-elle évacuée les eaux de l'amnios par une ouverture quelconque, Ray, Morgagni, Weist et Murrat citent aussi des cas semblables d'oblitération complète du col.

Son diagnostic exige pour être certain une grande habitude du toucher, et on devra explorer le vagin dans toute son étendue jusqu'à son insertion sur l'utérus, sous peine de la prendre pour une simple obliquité de l'orifice.

Ces différents états, comme on le voit, ne constituent qu'un degré plus ou moins avancé du même processus morbide, et, reconnaissant les mêmes causes, ils doivent produire à peu près les mêmes effets et agir de la même manière sur la dilatation du col, suivant la résistance plus ou moins grande des adhérences qui les produisent.

Le travail morbide qui produit l'oblitération peut commencer depuis la fécondation ou, ce qui est plus commun, exister antérieurement, et Depaul admet alors que la grossesse intervenant, crée des conditions favorables pour compléter la soudure.

Néanmoins, les causes en sont toujours à peu près les mêmes; ce sont : des violences subies par le col pendant la parturition longue et pénible, des interventions instrumentales dans des accouchements antérieurs (observations de Mme Boivin de

Dance, de La Chapelle), des injections caustiques, et surtout des cautérisations du col pour ulcérations antérieures avec le nitrate d'argent, le chlorure de zinc et la pâte de Canquoin (Fochier, *Lyon médical*, 3 août 1890).

Mais si le pronostic est insignifiant pour la simple agglutination du col, il est plus sérieux pour l'oblitération partielle ou totale et la marche du travail peut être, de ce fait, gravement compromise.

Dans l'oblitération de l'orifice externe du col, le segment inférieur de l'utérus est poussé dans l'excavation à mesure que les contractions prennent plus d'énergie, et il s'amincit à un tel degré, qu'à la première exploration, on pourrait croire que les membranes seules séparent le doigt de la tête. L'effacement se produit donc dans ce cas, mais l'orifice externe du col ne fait pas un pas vers la dilatation. Malgré la violence des douleurs, l'orifice externe de l'utérus, non seulement reste étroitement fermé, mais encore il paraît s'élever davantage et se porter latéralement. Quelquefois cependant, sous l'influence des contractions énergiques, l'orifice peut s'ouvrir spontanément, mais s'il résiste et que l'accoucheur méconnaisse la cause de la difficulté, il peut en résulter une rupture de la matrice ou une inertie utérine qui n'offre pas moins de dangers.

Quand l'oblitération est complète ou siège à l'orifice interne du col, il n'y a plus ni effacement, ni formation du canal cervico-utérin. Dans quelques cas rares peut-on voir les adhérences céder à la force qui les combat, et dès lors la dilatation s'opère normalement. Mais le plus souvent le travail débute régulièment, les contractions utérines se soutiennent pendant plusieurs heures ou plusieurs jours, puis elles finissent par s'éloigner et disparaître.

Washam (*American journal of obstetric*, 1886) raconte deux cas d'occlusion du col ayant gêné l'accouchement. Mais à notre avis ce ne sont pas des cas de vraie occlusion, puisque la dilatation se fit spontanément, quoique lentement dans un cas, et que dans le second l'orifice difficile à voir existait pourtant et fut dilaté avec des sondes.

John Bartlett, dans le même journal, raconte l'histoire d'une dame à qui un charlatan avait fait des applications d'un caustique violent sur l'utérus, à la suite desquelles le col s'était rétréci. Malgré deux opérations, le rétrécissement se reproduisit. Bartlett appelé la trouva en travail. Il fut obligé de sectionner une bande cicatricielle et d'appliquer les dilatateurs de Barnes. L'enfant se présentait par l'épaule : le travail avait duré deux jours et demi.

Nous pourrions citer bien d'autres observations, nous montrant que si l'agglutination simple du col est généralement sans influence fâcheuse sur la marche de la dilatation, il en est tout autrement dans les cas d'occlusion complète ou incomplète du col. Et cet accident, qui arrête presque fatalement tout travail normal, doit être combattu par des moyens prompts et énergiques.

4° Rigidité du col.

Nous arrivons maintenant à l'étude intéressante au plus haut point de toute une série d'obstacles à la dilatation, au sujet desquels les accoucheurs ont beaucoup écrit et non moins discuté, sans que le jour soit encore fait sur la question.

Il est en effet des accouchements dont le travail se prolonge considérablement, alors que rien dans le volume de la tête du fœtus ou dans la disposition des parties maternelles, ne permet d'expliquer un pareil retard, si ce n'est un aspect particulier du col que le mot rigidité rend bien. Dans le col semble résider l'obstacle, il ne se dilate pas, il s'épaissit quelquefois, rappelant l'aspect du cuir bouilli; d'autres fois il paraît conserver son aspect de col effacé, mais il est aminci, mou, sensible et ne se décide pas à livrer passage au fœtus.

Si l'on consulte les auteurs anciens, voire même la plupart des traités d'accouchement les plus modernes, la vieille division des rigidités en trois classes y subsiste toujours :

1° La rigidité anatomique, dite mécanique de Pajot;

2° La rigidité spasmodique;

3° La rigidité pathologique.

Mais ce groupement correspond-il aux données nouvelles qui nous sont fournies par le microscope et l'anatomie pathologique?

Qu'entend-on par le terme de rigidité anatomique? Correspond-il à des lésions constatées du col de l'utérus, ou à une anomalie de structure? Si l'obstacle réside dans le col, quelle est la nature de cet obstacle?

L'état de rigidité spasmodique est-il un simple trouble fonctionnel dû à la constitution accidentellement fibreuse du col utérin, ou à une véritable contracture du muscle utérin?

Les tissus cicatriciels, les néoplasmes, les manifestations syphilitiques du col engendre-ils toujours certains états particuliers du col que l'on puisse ranger sous le nom de rigidité pathologique?

Tout ce qui a été écrit là-dessus, au point de vue clinique, semble, à notre avis, pouvoir se résumer en ceci, à savoir qu'on peut trouver dans le col tantôt une résistance passive fournie par les rigidités anatomique et pathologique, tantôt une résistance active (rigidité spasmodique).

Notre étude portera d'abord sur la rigidité active ou spasmodique du col de l'utérus qui, de prime abord, nous semble absolument différente et nettement différenciée, puis sur l'autre forme de rigidité dite passive, dans laquelle nous comprendrons la rigidité anatomique et la rigidité pathologique.

A. Rigidité active, dite spasmodique.

Cette forme de rigidité est un phénomène essentiellement
actif, dû à la contraction spasmodique des fibres du col et du
segment inférieur de l'utérus qui, en se rétractant, diminuent
le diamètre de l'ouverture que présentaient auparavant le col
et le canal cervico-utérin. Car cet accident, en effet, ne se
manifeste pas d'emblée dès le début du travail, mais arrive
lorsque le col a déjà offert un certain degré de dilatation, ou
a même atteint sa dilatation complète, pendant la période
d'expulsion. Le travail semble marcher normalement, puis
tout à coup il y a un véritable spasme des fibres circulaires
de l'orifice ou de celles du segment inférieur, coïncidant généralement avec l'irrégularité et la perversion des contractions
utérines. La rétraction peut donc porter sur l'orifice interne
aussi bien que sur l'externe, se produire aussi bien pendant la
première et la deuxième période du travail, quelquefois pendant la délivrance.

La nature intime de l'affection, son mode d'apparition, sa
marche, la différencient donc déjà nettement de la rigidité
passive. Mais il est encore d'autres points qui les séparent.

Cet état de spasme n'est pas en général de très longue
durée; le plus souvent les efforts du corps de la matrice finissent par surmonter cette résistance et la tête du fœtus franchit
l'orifice. Dans quelques cas peut-être, il arrive que le col n'étant
plus soutenu, revient aussitôt sur lui-même, embrasse plus
ou moins fortement le cou du fœtus et doit se dilater de nouveau pour le passage des épaules. Cette dilatation, dite secondaire, d'après certains auteurs, n'est pas aussi facile qu'on
pourrait le supposer.

Néanmoins, d'une manière générale, un traitement interne
bien approprié, auquel on peut adjoindre certaines interven-

tions chirurgicales si bénignes, suffit à se rendre maître de l'affection. En est-il ainsi quand la structure même du col est atteinte?

Survenant chez toutes les femmes, quel que soit leur tempérament, de préférence chez les primipares, la rigidité active reconnaît souvent pour causes : les touchers et examens trop répétés, les titillations du col, les tentatives intempestives de dilatation, autrefois surtout, l'administration du seigle ergoté et souvent encore la rupture prématurée des membranes. Dans ce dernier cas, elle résulte évidemment, comme le fait remarquer Dewes, de la double tendance de l'utérus à reprendre sa forme primitive et à s'accommoder à la forme des parties contenues dans sa cavité.

Certains auteurs cependant croient que l'entité clinique décrite sous le nom de rigidité spasmodique se rapporte le plus souvent à des contractions utérines irrégulières et insuffisantes, à un travail anormalement douloureux, ou bien, comme l'a fait remarquer M. le professeur Fochier, à une altération anatomique de nature microbienne dans des cas où, pendant le travail, le col sert de porte d'entrée à l'infection. Ce sont là des considérations sur lesquelles nous ne pouvons pas encore nous permettre de nous prononcer.

Différant ainsi par son étiologie de la rigidité passive, les signes physiques nous permettent encore de voir là deux processus divers.

Au toucher, en effet, le col est mince et douloureux; son orifice est circonscrit par des bords minces, tranchants et durs comme un fil métallique.

Dans la résistance passive, au contraire, de quelque nature qu'elle soit, le col a une consistance spéciale comparée à du cuir enduit de graisse; ses bords sont durs, épais, résistants et non douloureux; il forme un bourrelet plus ou moins saillant, percé d'un orifice plus ou moins large au fond du vagin.

Ces quelques caractères, relatifs à l'étiologie, à la pathogénie, au traitement et à la terminaison de l'affection, nous permettent donc d'affirmer que la rigidité active du col est une entité morbide bien déterminée, ayant son individualité propre.

Si elle est généralement moins grave dans ses conséquences et constitue un obstacle moins sérieux à la dilatation que la résistance passive, il ne faut pourtant pas oublier qu'elle constitue une circonstance fâcheuse à cette période du travail qui nécessite presque toujours une médication assez énergique.

B. Rigidité passive.

Sous ce nom, nous comprendrons la rigidité pathologique et la rigidité anatomique, leur influence devant être la dilatation du col, et l'existence de cette dernière d'ailleurs ne nous paraissant pas suffisamment démontrée, ainsi que tendent à le prouver de récents travaux du Dr Wallich, chef de clinique de M. le professeur Pinard, et dont nous partageons à peu près les idées à ce sujet.

1° *Rigidité anatomique.* — Sous le nom de rigidité anatomique du col de l'utérus, on a décrit un état du col caractérisé par une résistance passive à la dilatation, se produisant dans la première période du travail, malgré des contractions puissantes et énergiques.

Le travail se prolonge; au toucher, l'on constate que la dilatation ne fait aucun progrès, le col est sans souplesse, le plus souvent épais et résistant, donnant au doigt la sensation de cuir bouilli. Les contractions utérines, souvent très pénibles, ont une prédominance lombaire marquée, « accouchement par les reins », suivant l'expression vulgaire. Et au bout d'un temps plus ou moins long, le col finit par se dilater, ou bien il se rompt et peut être expulsé au devant de la partie fœtale.

C'est ce que l'on désigne sous le nom de rigidité anatomique par opposition aux rigidités spasmodique et pathologique, cette dernière créée par les cicatrices vicieuses ou les néoformations syphilitiques et cancéreuses altérant la texture du col.

On ne s'est jamais bien expliqué la nature de cet état du col. Cependant le premier point à résoudre est de savoir s'il existe au niveau du col une modification de texture, que celle-ci soit le fait d'une anomalie ou d'un état pathologique, permettant d'expliquer l'impossibilité dans laquelle se trouve le col de se dilater sous l'influence des contractions utérines énergiques.

Au point de vue macroscopique, on dit que le col est d'aspect fibreux, de la consistance du cuir bouilli. Mais cet aspect fibreux correspond-il à une altération connue de la fibre musculaire, à une organisation fibreuse histologiquement démontrée?

Schroeder, dans son Traité d'accouchements, traduit par Charpentier, reconnaît : 1° la rigidité par formation hétérologue (néoplasme); 2° la rigidité simple.

Celle-ci serait le résultat de lésions anciennes, inflammation cicatricielle chez de vieilles primipares, surtout chez celles qui ont un prolapsus ancien de la matrice.

Lusk (Traité d'accouchements traduit par Doleris) accuse l'hypertrophie fibreuse dans les mêmes circonstances.

Beniche (*Zeitsch, l. Geb. und Gynaek*), attribue la rigidité, chez les primipares âgées, parfois à l'hypertrophie de la portion vaginale.

Déjà en 1885, Doleris, dans un Mémoire paru dans les *Archives d'obstétrique et de gynécologie*, avait repoussé par l'étude clinique des faits la rigidité anatomique, et il considérait l'inertie utérine comme la cause de la non dilatation du col.

Depuis longtemps déjà, M. le professeur Pinard ne considé-

rait la rigidité du col que comme un état secondaire, dépendant non du col lui-même, mais d'un trouble dans l'action des
agents dilatateurs.

Mais nous ne retrouvons aucun fait étudié histologiquement.
C'est en 1890 seulement, que M. Bouffe de Saint-Blaise, et le
Dr Wallich eurent l'occasion de présenter, le premier à la
Société anatomique (juillet 1890), le second à la Société obs-
tétricale de France, trois cas de rigidité anatomique.

Une femme du service de M. Champetier de Ribes, présenta
les phénomènes connus sous le nom de rigidité anatomique,
le col refusa de se dilater, et l'utérus se rompit au-dessus du
col, repoussant celui-ci en dehors comme une calotte.

M. Bouffe, interne du service, présenta le col à la Société
d'anatomie et dit n'y avoir rien trouvé.

A la même époque, M. Wallich présenta à la Société obstétricale deux faits analogues; dans l'un, rupture de l'utérus :
dans l'autre, la dilatation finit par se produire. Mais dans les
deux cas, M. Wallich avait pu faire l'examen histologique du
col de l'utérus et voici ce qu'il observa :

OBSERVATION VI

WALLICH (1).

Femme D..., âgée de 36 ans, blanchisseuse, se présente le 21 septembre 1889 à la Maternité de Lariboisière (service du docteur Porack).
Réglée à 12 ans régulièrement, ses règles ont cessé le 20 décembre 1888. Elle n'a jamais souffert de l'utérus ou des annexes, sa santé
a toujours été bonne. Elle n'a marché qu'à l'âge de 18 mois; mais son

---

(1) Bulletin de la Société obstétricale et gynécologique de Paris, juin 1890 et
Bulletin de la Société anatomique, juillet 1890.

bassin est normalement conformé. Enfin, comme coïncidence, on peut signaler qu'elle fut enfant unique et qu'elle naquit alors que sa mère n'avait que 36 ans.

Elle arrive à l'hôpital le 21 septembre 1889, à 8 heures 1/2 du soir. Elle a des douleurs depuis 1 heure de l'après-midi. L'enfant est vivant en présentation du sommet engagé en O. I. D. P., la dilatation est grande comme une pièce de 50 centimes.

La femme est dirigée chez une sage-femme agréée.

Le 23 septembre, à 10 heures du matin, la femme est ramenée à l'hôpital, les douleurs ont été la veille très espacées, elle a perdu de l'eau en petite quantité spontanément, et l'on ne peut établir exactement le moment de la rupture des membranes. La dilatation n'a fait aucun progrès.

Le 24, les douleurs depuis 24 heures ont été irrégulières et rares. La dilatation est comme une pièce de 2 francs; les lèvres du col sont dures et nullement dilatables; l'enfant vit toujours.

Le 25, à 4 heures du matin, on n'entend plus les bruits du cœur du fœtus. Les douleurs ont été assez vives, la tête est engagée très profondément dans l'excavation, mais n'a pas commencé son mouvement de rotation (elle était en O. I. D. P., et du liquide amniotique chargé de méconium s'écoule depuis plusieurs heures des parties génitales). On constate alors qu'il vient de se produire une rupture de l'utérus siégeant en avant, à 3 centimètres des bords de l'orifice du col. La femme est épuisée; elle n'a plus que de rares douleurs, pendant lesquelles la solution de continuité s'agrandit pour devenir circulaire, à 10 heures du matin. La rupture est dirigée transversalement d'avant en arrière; le segment du col ne tient plus que par un pont de tissu de 2 centimètres de largeur environ et situé en arrière. Par l'orifice de la rupture. M. Porack fait une basiotripsie et extrait l'enfant sans difficulté. Le lambeau d'utérus est excisé en avant d'une pince retirée quelques heures après. Immédiatement après l'extraction, la délivrance se fait naturellement et spontanément. Le travail a donc duré 80 heures.

Les suites des couches furent normales; la femme n'eut aucune hémorrhagie et sortit le 7 octobre.

On sentait alors au niveau du col un moignon moins volumineux que le col lui-même qui donnait la sensation au doigt d'une surface bourgeonnante. Au spéculum, on put constater que la plaie n'était pas encore complètement cicatrisée. On prescrivit des injections phéniquées au 1/40 et un tampon de gaze iodoformée tous les jours. Enfin, dans les derniers jours de janvier, cette femme est venue nous voir, enceinte de deux mois. Le col est mou et ne rappelle les accidents précédents que par son volume moindre et l'irrégularité de sa surface.

EXAMEN DU FRAGMENT DE L'UTÉRUS. — A l'état frais la pièce présente une couleur violacée, une consistance ferme, le bord de l'orifice est épaissi. Ce fragment est irrégulièrement circulaire, l'orifice mesure 4 centimètres de diamètre ; on mesure 3 centimètres du tissu en avant du bord de l'orifice et 2 centimètres en arrière. On a donc affaire au col de l'utérus.

Des fragments de la pièce sont mis à durcir dans l'alcool, puis sont inclus dans le collodion. L'examen a pu être fait sur des coupes longitudinales allant de l'orifice du col à la ligne de rupture et sur des coupes transversales. Dans ces deux séries de coupe, la muqueuse, dans les points où elle est conservée, se montre sous l'aspect d'un épithélium pavimenteux, constitué par une ou deux rangées de cellules. Nulle part cet épithélium n'est interrompu par des orifices glandulaires. Dans l'épaisseur du tissu on ne rencontre aucune glande ; il y a du sang des vaisseaux, des fibres musculaires, du tissu conjonctif.

Sang : Les globules rouges remplissent les vaisseaux et infiltrent toute la moitié de la préparation qui est du côté de l'orifice du col. A ce niveau, les masses de globules ont refoulé, disséqué les fibres musculaires qui sont de plus en plus rares à mesure qu'on se rapproche de l'orifice.

Les vaisseaux sont nombreux et pleins de globules, leurs parois ne présentent aucune altération, si ce n'est que, sur certains d'entre eux, les tuniques ont été disséquées par l'infiltration sanguine.

Les fibres musculaires paraissent normales dans leur texture. L'action de l'acide osmique à 1/100 n'a pu mettre en évidence les granulations graisseuses signalées dans les derniers jours de la grossesse, mais il faut tenir compte ici du séjour prolongé de la pièce dans l'alcool. A mesure qu'on se rapproche de l'orifice du col, les fibres musculaires sont véritablement dissociées par l'infiltration sanguine et, dans la partie de la préparation qui se rapproche du niveau de la rupture, par l'œdème du tissu cellulaire.

Tissu cellulaire : Dans les parties voisines de la ligne de rupture, on trouve des fibres et des cellules conjonctives nombreuses. Sur certains points, entre les mailles d'un réseau formé par les fibres musculaires dissociées, on trouve un véritable tissu cellulaire lâche. Cette disposition est évidemment due à l'œdème, et nulle part on ne rencontre de tissu conjonctif dense ni de fibres élastiques, pour répondre à l'idée de rigidité.

En résumé, le col ne paraît nullement altéré dans ses éléments, il est le siège d'une congestion sanguine et d'un œdème très marqué, phénomènes semblant dépendre de la compression produite par la tête engagée pendant un temps aussi long, et pouvant dans une certaine mesure rendre compte d'une rupture au niveau de la partie dissociée dans ses éléments œdématiés.

OBSERVATION VII

Wallich (1).

La nommée C... H..., âgée de 23 ans, passementière, se présente le 16 janvier 1890, à 6 heures du matin, à la Maternité de Lariboisière (service du docteur Porack). Elle est au huitième mois environ d'une seconde grossesse : elle éprouve des douleurs, le col est effacé, la dilatation est comme une pièce de 1 franc. Aucune particularité dans ses antécédents, aucune maladie. Sa première grossesse, en 1871, s'est terminée spontanément à terme, par la naissance d'un enfant vivant, en présentation du sommet. Aucun incident pendant sa grossesse actuelle,

---

(1) Wallich, *loc. cit.*

si ce n'est des maux de dents, des crampes. L'enfant est vivant, il est en présentation du sommet engagé en O. I. D. P.

Malgré des contractions assez vives, mais espacées et irrégulières, la dilatation du col fait peu de progrès pendant la nuit et la journée du 16 janvier.

Le 17 janvier, à 6 heures du matin, les membranes se rompent spontanément, la dilatation du col a alors les dimensions d'une pièce de 5 francs. Le col présente un bourrelet épais, dur, inextensible. Les battements du cœur du fœtus sont bons. M. Porack pratique deux incisions aux ciseaux sur les bords de l'orifice du col. Pendant toute la journée du 17, les douleurs sont vives, mais espacées et irrégulières, le col est dur, la dilatation arrive à être, le 18 au matin, comme une petite paume de main. M. Porack pratique aux ciseaux, sur toute la circonférence du col, un certain nombre d'incisions, et excise, pour l'examen anatomique, un petit fragment du col compris entre deux incisions. La femme est épuisée, les douleurs ne reviennent que vers 3 heures de l'après-midi ; à 4 heures, la dilatation est complète ; à 4 h. 25, l'accouchement se termine par la naissance d'un enfant vivant, pesant 2,360 gr. La délivrance se fait spontanément dix minutes après l'accouchement. Les membranes sont entières, les mensurations de l'orifice des membranes au placenta sont 11/24 ; le travail a duré 58 heures.

Nous avons pu examiner, après durcissement dans l'alcool, les coupes du fragment du col excisé pendant l'opération. La muqueuse est formée d'un épithélium pavimenteux composé de plusieurs couches de cellules aplaties. On ne rencontre aucune glande, le tissu de la coupe est constitué par des fibres musculaires, coupées longitudinalement et transversalement ; ces fibres sont très nombreuses, très serrées et ne paraissent point altérées ; le tissu conjonctif est peu abondant, peu évident, les vaisseaux ne sont pas remplis de globules ; le tissu ne paraît être le siège ni d'altérations, ni de congestion, ni d'infiltration sanguine, ni d'œdème.

Dans ces deux observations nous trouvons un état du col un peu différent.

Dans la première, celle où l'utérus se rompt, le col est le siège d'œdème et d'infiltration sanguine, celle-ci surtout localisée aux bords de l'orifice et complètement remplacée au niveau de la rupture, par l'œdème. Ce sont d'ailleurs deux phénomènes du même ordre.

Si nous nous rappelons les circonstances de l'observation, tête volumineuse, très engagée, presque à la vulve, mais encore dans l'excavation, n'ayant pas accompli son mouvement de rotation, fortement enclavée, on peut très bien émettre l'hypothèse suivante :

L'utérus enclavé dans son segment inférieur dans le bassin, comprimé entre la paroi osseuse de celui-ci et la tête fœtale, est l'objet d'une congestion passive, aboutissant à un œdème et à une infiltration sanguine.

Alors les éléments constitutifs du col, les fibres musculaires dissociées, ayant perdu toutes leurs fonctions, ne forment pour ainsi dire que la charpente d'un caillot au niveau de l'orifice du col et des travées traversant un œdème. Les contractions utérines s'arrêtent, deviennent moins énergiques, plus rares, irrégulières, « le col est pour ainsi dire figé dans cet état », la tête ne progresse plus, elle a parcouru l'excavation, mais les contractions sont insuffisantes pour amener sa rotation en O. Pub.

L'état du col n'a aucune raison pour changer, l'œdème pour disparaître, l'infiltration pour se résorber. Tout cela jusqu'au moment où la contraction se réveille après une nuit de calme, devient active, fréquente, énergique; le col et le segment inférieur ne représentent plus un organe contractile, musculaire, dilatable, il ne peut que se rompre devant la poussée utérine, et il se rompt au niveau de son point le plus faible, où la dissociation de ses éléments est la plus complète, au niveau des parties œdématiées.

Dans la deuxième observation de M. Wallich, les lésions sont nulles, on ne constate ni infiltration sanguine, ni œdème, le col n'avait que peu changé d'aspect. Mais dans ce cas il n'était pas enclavé comme dans le précédent, et du reste ce col, au moment où les contractions utérines sont devenues suffisantes, s'est dilaté, et à ce moment seulement, c'est-à-dire un certain nombre d'heures après que les incisions avaient été pratiquées.

Aussi le Dr Wallich, s'appuyant sur l'étude des faits précédents, tire les conclusions suivantes :

« Dans deux cas où la dilatation du col de l'utérus ne s'est pas effectuée complètement pendant le travail et pouvant à première vue rentrer dans la catégorie des faits de rigidité anatomique du col, l'examen a démontré :

» 1° Que le col de l'utérus ne portait pas les traces d'altérations essentielles primitives pouvant correspondre à l'état de rigidité anatomique;

» 2° Qu'une inertie utérine, caractérisée par la rareté et l'irrégularité des douleurs peut-être énergiques, doit être le facteur principal de la non-dilatation du col, au milieu de circonstances défavorables, telles que rupture des membranes à un moment éloigné de la dilatation complète, infiltration séreuse et sanguine du col, due à la compression prolongée exercée par la tête fœtale ».

On peut faire, il est vrai, une objection à cette manière de voir. Aucune lésion n'a été rencontrée dans la fibre musculaire, mais celle-ci ne peut-elle pas être le siège d'une altération encore inconnue, ou mieux encore frappée d'un trouble fonctionnel, ou de ce qu'on a pu appeler dans un autre ordre d'idées, en pathologie nerveuse, des lésions *sine materia*.

Pour le moment, étant donné que ces fibres musculaires n'étaient le siège d'aucune altération connue, nous pensons

11 Charuel

que les faits indiqués par M. Wallich, pour fournir l'explication dans ses observations, des phénomènes de rigidité, à savoir : inertie utérine, rupture prématurée des membranes, ont aussi leur valeur.

« D'autre part, continue le Dr Wallich, on est frappé, dans ces deux cas, de l'irrégularité dans la fréquence et dans la durée des contractions. On constate, dans le dernier cas, que longtemps après les incisions du col, le col s'est dilaté, et on a vu que dans le premier cas, au moment où les contractions ont repris une marche régulière, elles ont réussi à forcer l'obstacle, au point de rompre, au niveau des points œdématiés, ce col dont les éléments disséqués ne pouvaient plus jouer aucun rôle physiologique et concourir à la dilatation ».

Nous rappelant alors ce que nous avons dit dans la première partie de notre thèse, qu'il faut, pour que le col subisse une dilatation pendant le travail, qu'un certain nombre de facteurs entrent en jeu :

1° La contraction utérine, soutenue, énergique et fréquente;

2° La poche des eaux qui bombe et, à la façon d'un coin pénètre dans le col qui se dilate;

3° La partie fœtale qui se présente, descend dans l'excavation, appuie ainsi sur les parties inférieures de l'utérus pour les dilater.

Et que toutes les conditions précitées se trouvant réunies, la dilatation s'opère normalement, graduellement, dans le temps voulu.

Mais si l'une d'elles ou toutes viennent à manquer, nous conclurons avec Wallich que « la dilatation du col s'arrête, non pas parce que celui-ci n'est pas dilatable, mais parce qu'il n'est pas dilaté.

Le col, en effet, suivant l'expression de Doleris, reflète l'état de l'utérus tout entier, de la même manière que l'état

saburral de la langue indique l'existence d'un catarrhe stoma-
cal.

Nous avons recueilli plusieurs observations de cette rigidité
dite anatomique du col : la première de Mme La Chapelle (*loc.
cit.*), dans laquelle on ne trouve pas d'obstacle né dans le col,
mais la rupture prématurée des membranes ; la seconde, de
Smellie (*loc. cit.*) sans rigidité essentielle également, soit anatomique, soit spasmodique, mais des membranes rompues
depuis longtemps ; la troisième, de Doleris, celle-ci plus curieuse
et plus probante encore que les autres, puisqu'on voit dans
cette observation la rigidité du col naître et cesser avec l'inertie
utérine. Aussi avons-nous jugé utile de la reproduire ici .

OBSERVATION VIII

DOLÉRIS.

*Inertie utérine pouvant être prise pour de la rigidité du col, sulfate de quinine ;
reprise des contractions.*

La nommée B..., coloriste, âgée de 27 ans, primipare, entre à la
salle Baudelocque, lit n° 5, hôpital Tenon, le 4 février 1886. Pas
d'antécédents pathologiques. Le bassin est normalement conformé.
Menstruée à 14 ans, les règles se sont montrées régulièrement tous les
mois. Il y a deux ans, fausse couche dont la malade ne sait préciser le
terme. Dernières règles le 1er mai 1886. Apparition des premières
douleurs le 3 février à 6 heures du matin. La malade est examinée à
l'hôpital, on constate une présentation du sommet en O. I. G. P., les
membranes sont intactes, la malade est partie en ville chez une sage-
femme agréée de l'hôpital. Celle-ci fait appeler l'interne en disant que la
dilatation est complète depuis 4 heures sans plus de progrès. La malade
est transportée de nouveau à l'hôpital et là seulement l'interne l'examine.

On trouve la dilatation égale aux dimensions d'une pièce de 2 fr., les membranes sont rompues depuis midi; les contractions régulières mais très espacées.

4 février : A la visite du matin on trouve le même degré de dilatation. Les bords de l'orifice sont épais, surtout la lèvre antérieure et donnent la sensation de l'anneau de cuir bouilli classique ; il n'y a pas d'obstacle de la part du bassin ni du fait du fœtus. L'apparence indique que la résistance est au col. L'interne parle d'intervention et pense que la discision du rebord du col sera nécessaire. Ce n'est pas l'avis de M. Doléris qui ordonne tout de suite un gramme de sulfate de quinine et un grand bain. Il faut remarquer en outre que dans ce cas la rigidité est une conséquence de l'inertie. Il espère que le succès de la thérapeutique qu'il a instituée démontrera la réalité de son observation.

Le sulfate de quinine n'a pas donné de résultat immédiat, mais bientôt les contractions reprennent et elles se rapprochent et augmentent surtout après la sortie du bain.

A 1 heure la dilatation était égale aux dimensions d'une pièce de 5 fr. A 2 heures, dilatation complète, néanmoins la lèvre antérieure reste toujours un peu œdématiée.

A 2 heures 1/2 la tête franchit l'orifice, les contractions se ralentissent de nouveau et l'accouchement ne se termine qu'à 3 heures 1/2.

Délivrance naturelle à 4 heures. Pas d'hémorrhagie. Les suites des couches sont normales.

La mère et l'enfant quittèrent l'hôpital en bon état le 13 février 1886.

Nous empruntons encore à la thèse de Toledo cette autre observation de rigidité du col, ayant eu pour point de départ la rupture prématurée des membranes.

OBSERVATION IX

ToLEDo. Thèse Paris, 1890.

Gertrude Verb..., 32 ans, femme de ménage, multipare, a eu quatre enfants, les deux premiers à 6 mois 1/2, mort-nés, deux à terme dont un mort-né. A eu ses dernières règles du 28 au 30 décembre. Pendant tout le temps de la grossesse, elle a eu la diarrhée.

Entre à la salle de travail le 2 octobre 1883, à la Maternité de la Lariboisière. Apparition des premières douleurs à trois heures du matin (pas de date, sans doute le 28). *Rupture des membranes le 29 septembre*, à sept heures du soir (sans douleurs), dilatation complète à cinq heures et mode de terminaison, à six heures du matin, artificielle. Sommet O. I. D. P. Durée totale du travail = trois jours. Délivrance naturelle, enfant mort et macéré de 3,320 grammes. Placenta se présentant par la face fœtale, membranes entières, mais déchirées. Liquide amniotique très fétide. Application du forceps faite par M. Chambert. Rigidité anatomique du col.

Nous pourrions ainsi multiplier les cas de rigidité dite anatomique, dans lesquels on peut expliquer l'affection par défaut d'un des facteurs indispensables à la dilatation. Les quelques exemples que nous avons rapportés doivent suffire, pensons-nous, à notre démonstration.

Un autre argument de plus en faveur de l'origine secondaire de cet état du col se trouve dans le fait suivant : que le plus souvent les femmes chez qui survient cet accident sont, comme dans les deux observations de Wallich, des multipares, n'ayant pas eu de dystocie au niveau du col dans leurs accouchements antérieurs. Si la rigidité anatomique dépend d'un état anatomique du col, comment expliquer dès lors que le col n'ait rien présenté de semblable lors des accouchements antérieurs ?

Enfin, il est un fait certain, c'est que dans toute la littérature obstétricale on ne trouve que quelques cas décrits sous le nom de rigidité anatomique, chiffre peu élevé en somme, et encore a-t-on trouvé dans toutes ces observations un vice des agents dilatateurs.

Sur 17,000 observations de la statistique de Pinard, de 1883 à 1893, trois observations seulement portent la mention rigi-

dité anatomique, et dans l'un des cas il y eut rupture prématurée des membranes, dans l'autre défaut de redressement et
les parties fœtales appuyaient mal sur le col ; la troisième était
due à cette inertie primitive de l'utérus naturellement pares-
seux, que nous avons désignée sous le nom de « tiedous
labour » des Anglais.

Nous-même avons aussi porté nos recherches sur un nombre assez considérable d'accouchements. Nous avons passé en
revue les observations détaillées de toutes les femmes accouchées à la Maternité de l'hôpital Saint-André et à la Maternité
de Pèlegrin, à Bordeaux, pendant ces trois dernières années.
Sur une totalité d'environ 4,000 accouchements, nous avons
relevé de nombreux cas de rigidité spasmodique, quelques-
uns de rigidité pathologique, mais pas un cas net de rigidité
anatomique.

Aussi dirons-nous, pour clore cet exposé relatif à la rigidité
anatomique du col de l'utérus, que :

Nous pensons évidemment que les tissus ont, suivant les
sujets, des qualités d'élasticité plus ou moins grandes, qu'il
s'agisse du col ou du périnée, et cela en dehors de toute altération.

Avec Gaulard, de Lille, nous admettons encore que l'activité
musculaire se modifie avec l'âge, sans que la structure soit
modifiée ; c'est ce que nous voyons dans les différentes étapes
de la vie de relation.

Mais dans ces cas, il y a facilité ou difficulté dans la dilatation ; elle s'opère lentement, difficilement, mais n'est pas sup-
primée. Or, dans les faits que l'on comprend sous le nom de
rigidité anatomique, la dilatation se trouve arrêtée, soit temporairement, soit définitivement.

Nous ne sommes pas plus disposés à admettre l'opinion de
M. Porack (Paris) qui veut voir l'origine de la rigidité anatomi-

que dans l'existence d'un plus grand nombre de fibres et dans leur tassement; non plus que celle de M. Fochier (Lyon) qui l'explique par la structure et la disposition relative des fibres musculaires.

La seule explication vraiment rationnelle, en effet, que l'on pût donner de la rigidité anatomique du col, consisterait, semble-t-il, à dire qu'il existe une prédominance en nombre et en énergie des fibres musculaires du segment inférieur et du col, sur celles du corps de l'organe. Et ainsi s'expliquerait la résistance plus puissante du col et du segment inférieur, et toutes les conséquences qui en découlent, leur rigidité et la non-dilatation. Mais nous n'avons aucune preuve anatomique ou histologique de cette interprétation, et, jusqu'à plus ample informé, devons-nous admettre les conclusions du docteur Wallich sur la rigidité anatomique du col.

« Au point de vue anatomique, nous ne connaissons pas d'exemple de dystocie dûe primitivement au col, en dehors des rigidités pathologiques, parmi lesquelles nous proposons de faire rentrer celle qui est constituée secondairement par l'infiltration séreuse ou sanguine, qui, disséquant les éléments nobles du col, empêche leur fonctionnement, rend la dilatation impossible, crée une redoutable cause de dystocie. Mais c'est là une altération secondaire, que la thérapeutique doit s'efforcer de prévenir, en suppléant en temps opportun aux facteurs de la dilatation en défaut, et à laquelle la dénomination vague de rigidité anatomique ne saurait plus convenir.

» Ce n'est pas à dire que l'on ne puisse pas se trouver en présence de dilatations lentes ou même suspendues, mais toujours on en retrouve la cause dans un vice des facteurs de la dilatation. Et les observations cliniques nous démontrent :

» Que l'obstacle fourni par le col n'est que temporairement insurmontable.

» Qu'il cède à des forces régulièrement dirigées, qu'il cède sous leur influence, s'il n'a pas subi les infiltrations secondaires de l'infiltration séreuse ou sanguine, qui ne lui permettent plus que de se rompre lorsque les forces agissent utilement.

» Le col, en un mot, ne se dilate pas par défaut ou par vice des agents dilatateurs, mais non parce qu'il n'est pas dilatable.

» Et sa rigidité est la conséquence et non pas la cause d'un obstacle à la dilatation ».

2° Rigidité pathologique.

A côté de la rigidité anatomique, qui agit passivement sur le col, on a décrit une autre variété de rigidité que nous ferons rentrer dans le même groupe, la rigidité pathologique.

Celle-ci se distingue nettement des autres variétés par la forme, les caractères particuliers du col, chacun de ces états imprimant à l'accouchement un cachet particulier.

Les affections du col de l'utérus soit néoplasiques, soit inflammatoires, soit traumatiques, peuvent en effet laisser des modifications de texture qui expliquent très bien le trouble de la fonction de cet organe pendant l'accouchement, sa difficulté à se dilater, sa rigidité.

Nous définirons donc la rigidité pathologique, celle qui est causée par l'existence d'une affection cervicale. Et au nombre de ces affections, il en est quatre principales, que nous proposons de reconnaître comme obstacles réels à la dilatation du col :

1° Les tumeurs de toute nature ;

2° La syphilis dans ses diverses manifestations ;

3° Les modifications cicatricielles du col ;

4° Les altérations subies par le col, après des opérations antéconceptionnelles.

A. *Tumeurs du col.* — Il est évident qu'une tumeur au niveau du col gênera sa dilatation, que cette tumeur soit un fibrome, un sarcome, un épithélioma.

Les bords de l'orifice ou même les parois du col étant le siège d'une dégénérescence fibreuse ou squirrheuse, on comprend facilement que la dilatation soit gênée mécaniquement par la présence d'une tumeur, de volume souvent très considérable, qui oblitère l'orifice du canal cervical. Mais en outre, le col subit dans ses tissus, des transformations diverses (infiltrations et dégénérescences) qui peuvent s'opposer à son ramollissement, à son effacement et partant à sa dilatation. Les observations en sont très nombreuses, et ces faits ont été déjà trop bien étudiés pour que nous pensions qu'il soit utile d'insister plus longuement sur cette variété de rigidité pathologique. Il n'en est plus de même de la rigidité syphilitique du col.

B. *Syphilis dans ses manifestations diverses sur le col.* — Depuis quelques années on a introduit dans cette catégorie, la syphilis à son début et à la période tertiaire, c'est-à-dire le chancre, et peut-être certains accidents d'infiltration gommeuse. Cette forme de rigidité pathologique, acceptée en Allemagne et en Italie, est encore tenue pour douteuse par un certain nombre d'accoucheurs français.

M. Doleris, dans un travail paru dans les Archives de Tocologie en 1885, a cherché à établir avec deux observations personnelles, jointes aux faits publiés antérieurement par Martinetti, et en rappelant les faits réunis par son élève Mesnard au nombre de 15 en tout, et ceux de Putegnat et des Italiens Chiara et Fasola, que :

« La syphilis et avant tout le chancre syphilitique du col, évoluant pendant la gestation, sont de nature à modifier la marche du travail, en empêchant la dilatation régulière de l'orifice utérin ».

M. Doleris rappelle que M. le professeur Fournier a établi que la fréquence du chancre du col était de 1 cas sur 18. A la suite du chancre du col, on a trouvé une hypertrophie générale du col (Schwartz, Jullien, Fournier).

« Quelquefois le col en entier ou l'une de ses lèvres seulement subit une hypertrophie considérable due à une suffusion plastique étendue, donnant au toucher la véritable sensation d'un tissu de sclérose » (Jullien, *Maladies vénériennes*).

On a signalé aussi des accidents secondaires et tertiaires développés sur le col (ulcérations, syphilomes diffus, hypertrophie syphilitique, gommes du col).

M. Doleris admet que l'action hypérémique de la gestation, comparable à celle de la menstruation, pourrait avoir une influence notable sur le développement ou l'accroissement de ces lésions secondaires. Mais la rigidité du col consécutive à des accidents secondaires, bien que très admissible, est encore à démontrer par les faits. La rigidité observée par M. Doleris dans ses deux observations lui paraît absolument caractéristique, et il espère que la recherche de la syphilis dans un grand nombre de cas de rigidité dite anatomique, permettra peut-être souvent de faire rentrer ces rigidités dans le cadre des rigidités pathologiques. Cette rigidité s'accompagne d'une induration squirrheuse, cartilagineuse, contre laquelle on a surtout usé des incisions pendant le travail, mais on peut prévoir, d'après le même auteur, cette complication et l'atténuer dans une certaine mesure, par l'application énergique et suffisamment prolongée du traitement syphilitique, ainsi que le démontre une observation que nous rapportons plus loin.

Beaucoup plus probants, comme pathogénie, sont les cas décrits sous le nom de « sclérose syphilitique du col » accompagnant toujours ou suivant à bref délai des lésions spécifiques manifestés de la région vulvo-périnéale (obs. de Fasola, de Chiara, d'Hirigoyen). C'est à une rigidité cervicale de même nature que se rattachent les faits cités plus récemment par Calderini (*bf. Gynaek.*, n° 36, p. 592) et ceux de Welponer (*Cent. für Gynaek.*, 1881, n° 9), de Dougal (*bf. Gyn.*, 1881, n° 24).

Cependant l'incertitude du diagnostic dans plusieurs cas publiés jusqu'ici, explique l'embarras qu'on éprouve à rechercher la fréquence moyenne de ce genre de dystocie. D'après quelques auteurs ce genre de dystocie ne serait pas rare.

Mackensie, dans 22 accouchements de syphilitiques, note un cas de rigidité du col.

Mewis, dont la statistique comprend 167 parturientes syphilitiques, estime à 13 0/0 le nombre des femmes ayant eu un accouchement laborieux, soit par le fait de douleurs trop intenses ou irrégulières, soit par le fait d'une résistance anormale du col. Sur ces 167 accouchements, il n'y eut que trois fois un col dur, non dilatable.

En réunissant les observations qu'ont colligées Fauconnier (Thèse de Paris, 1886), Sacreste (Thèse de Paris, 1886), Mercier (Thèse de Paris, 1886), Combes (*Nouv. arch. d'obst. et gyn.*, 1886, n. 8, 9, 10), nous ne trouvons sur 255 cas, que deux fois la rigidité du col, soit environ 1/127. En tenant compte du nombre de femmes syphilitiques qui accouchent dans les divers services (3 à 5 0/0), on voit que ce n'est guère que tous les deux ou trois ans, que dans les maternités bien fournies on peut avoir l'occasion de rencontrer une rigidité syphilitique du col, et si on réserve ce terme aux dystocies reconnaissant une localisation très manifeste, indiscutable de la vérole sur le col utérin, on ne peut plus assigner à l'anomalie qui nous occupe, qu'une fréquence très réduite. D'ailleurs ces chiffres n'ont rien

de fixe, et peuvent varier avec les progrès sans cesse crois-
sants de la syphilis dans les races.

Quoique rare, la rigidité syphilitique du col n'en existe pas
moins, et les exemples en sont très nombreux (Thèse de
Mlle Mesnard, Bordeaux). Nous donnons ci-dessous l'une des
observations qui forment la base du travail de Doleris ; nous y
joindrons celle de Welponer, avec induration syphilitique du
col et une dernière observation inédite, que nous devons à
l'amabilité de M. le professeur agrégé Rivière.

OBSERVATION X

Doléris.

*Primipare de 40 ans. — Syphilis récente. — Accouchement à sept mois d'un avorton
du poids de 100 grammes environ. — Rigidité de l'orifice. — Paresse des contractions. — Incisions multiples. — Perforation. — Travail très long.*

Bonn... veuve Fri..., 40 ans, domestique, entre à la clinique d'accouchement, service de M. le professeur Pajot, le 22 mai 1884.

Antécédents : A marché à 12 mois, mais à la suite d'une chute, elle
a été obligée de s'arrêter et n'a marché qu'à quatre ans ; fièvre typhoïde
à 16 ans, premières règles à 20 ans. A l'âge de 18 ans, elle a eu des
épistaxis abondantes qui se répétaient fréquemment, mais sans aucune
régularité, les règles duraient trois ou quatre jours et elle éprouvait
une sensation de malaise très prononcée pendant toute leur durée.

Il y a deux ans, la malade se présenta à la consultation de l'hôpital
de la Pitié. Elle ne peut ou elle ne veut donner aucun renseignement
sur la nature du mal qu'elle éprouvait et qui l'avait engagée à aller
chercher une consultation. Elle fut examinée au spéculum et on lui
ordonna des injections de coaltar, des pilules, et une solution d'iodure
de potassium. La malade ne prit pas les pilules.

Je me hâte de dire que ces renseignements ne m'ont été fournis
qu'après une série d'examens et d'interrogatoires. Très timorée, la

malade commença par avouer seulement une maladie vénérienne qui affectait son mari depuis quelques années et l'obligeait à se soumettre à un traitement suivi.

Peu à peu ses souvenirs revinrent avec mes questions de plus en plus pressantes : Je pus reconstituer son histoire à peu près complète, quant à la notion précise de la syphilis ; je serai moins affirmatif sur le début réel de la maladie, car les caractères récents des accidents que je lui découvris et qu'on trouvera décrits plus loin me laissèrent fort perplexe. Est-il question d'un chancre dur du col, c'est-à-dire d'une syphilis indurée reparaissant sur les foyers mal éteints d'une lésion initiale ancienne ?

L'hypothèse est permise. Toutefois les renseignements ultérieurs me feraient plutôt croire qu'il y a eu du vague dans les souvenirs de la malade et que le début du mal est plus rapproché de l'époque actuelle qu'elle ne le dit. Au surplus elle est d'un état intellectuel très obtus.

Grossesse actuelle : Dernières règles fin septembre 1883 ; depuis cette époque elle n'a eu de pertes de sang d'aucune sorte, elle n'a éprouvé aucun trouble sympathique, aucune réaction dans son état général en rapport avec le début de la gestation. Au commencement de ce mois (mai 1884), elle vit apparaître, sur la partie antérieure du thorax, une éruption de petites papules rouges, saillantes, qui s'étendirent peu à peu, gagnèrent la partie antérieure de l'abdomen, les bras, les jambes. Celles-ci ont été cependant peu atteintes. En même temps que se faisait cette poussée, la malade avait la fièvre et se sentait toute courbaturée.

Elle perd les eaux le 21 mai à dix heures du matin, sans cause connue.

Le jeudi 22 mai, à 10 heures du matin, les douleurs du travail apparaissent.

A dix heures du soir, ayant ressenti des contractions douloureuses très vives et perdant aussi un peu de sang, elle vient à la clinique d'accouchements.

Examen physique. — Le 23 mai, au matin, la malade est examinée. Cette femme est d'un développement très marqué, de haute stature, d'une apparence de santé qui ne laisse rien à désirer.

Rien d'anormal dans la conformation extérieure.

Eruption papuleuse générale sur le thorax et le ventre. Elle n'est plus que maculeuse, presque disparue sur les bras. Adénopathie inguinale double. A la grande lèvre gauche, ulcération arrondie, non indurée, nette, de 4 à 5 millimètres de diamètre, sans aucun caractère bien significatif quant à sa nature, à part le siège et l'état des lymphatiques de la région. Syphilides pustulo-crustacées sur la tête ; ganglions volumineux sur le sterno-mastoïdien droit.

Le ventre est peu développé et l'on sent que l'utérus remonte peu au-dessus de l'ombilic. A en juger par le volume, nous aurions affaire à une gestation de 6 mois à peine.

Le fœtus est en présentation du sommet, d'une mobilité extrême, il paraît peu développé, il ne remue pas spontanément depuis 2 ou 3 jours au dire de la femme.

La malade aurait continué à perdre du liquide amniotique depuis l'avant-veille, mais on s'assure aisément qu'il en reste une certaine quantité dans l'œuf.

L'auscultation est négative.

Au toucher, le col est effacé et l'orifice présente une dilatation de deux à cinq francs ; le rebord en est résistant, il présente une épaisseur de près d'un centimètre, sa consistance est remarquablement dure, comme cartilagineuse.

Cet état ligneux est régulièrement réparti sur tout le pourtour de l'orifice, mais à la lèvre antérieure, il existe une nodosité plus épaisse dont le volume approche de celui d'une amande.

La partie céphalique fœtale appuie directement sur le col. Le bassin est parfaitement normal.

J'insiste pour savoir les antécédents précis de la parturiente, elle n'a jamais perdu de sang en dehors des 3 ou 4 jours que duraient ses règles ; elle n'a pas eu d'affection utérine et n'a point suivi de traitement chirurgical quelconque de ce côté.

Les contractions, après avoir un peu faibli dans la nuit, se sont réveillées ce matin, dès le jour, et on constate actuellement qu'elles se répètent toutes les quatre ou cinq minutes. Elles ne sont pas très longues, mais leur énergie paraît suffisante.

Je ne jugeai pas à propos de pousser plus loin pour le moment nos investigations. Je m'assurai seulement à nouveau que le tissu cervical était induré dans toute l'étendue du pourtour de l'orifice ; que cette induration était exceptionnellement marquée et telle que jamais je n'avais rencontré ni de sensation, ni de résistance pareilles dans le cas de rigidité que j'observais ; qu'il existait une portion plus dure, plus volumineuse, incluse dans la lèvre antérieure, qu'enfin aucune partie du col n'était souple et ne paraissait susceptible d'assouplissement.

A dix heures et demie après la visite, M. Pajot voit la malade, rien n'est changé dans la situation ; la dilatation n'a pas fait de progrès ; l'état général de la femme s'aggrave ; il y a de la fièvre. Avant mon départ, j'examine la femme et, comme les contractions sont devenues moins fréquentes, la tête fœtale remonte assez pour me permettre d'explorer largement le segment inférieur de l'utérus. Je reconnais que la sclérose cervicale remonte à 2 ou même à 3 centimètres au-dessus de l'orifice externe. Le bassin est large et la sphère céphalique, très petite, danse dans l'excavation avec la plus grande facilité. Il est évident que toute la résistance provient du col.

Le même jour (23 mai), à 4 heures et demie, tout étant resté en état depuis le matin, et la femme me paraissant s'épuiser, je pratique, avec des ciseaux courbes, des incisions latérales d'un centimètre et demi d'étendue. Les ciseaux ont peine à entamer les tissus qui crient comme du cuir ; à peine quelques gouttes de sang s'écoulent à la suite des sections. On dirait un tissu fibroïde. Ces deux incisions pratiquées, après avoir attendu quelque temps et avoir reconnu l'insuffisance de mon opération, j'en pratique deux autres plus petites sur la lèvre postérieure ; je respecte la lèvre antérieure, plus épaisse que le reste du col ; deux incisions sont faites assez profondément sur le côté de ce point plus tuméfié qui *parait bien avoir été le siège d'un chancre induré*. J'eus bien soin de couper dans toute l'épaisseur du tissu induré sans le dépasser de peur d'une déchirure plus étendue au moment de la sortie de la tête. Pendant l'opération il se produit quelques contractions assez fortes mais il n'en est pas moins évident que le travail languit et que l'utérus ne remplit plus qu'imparfaitement son rôle.

A six heures et demie l'orifice est un peu plus large, mais c'est tout au plus si, en réalité, la dilatation a bénéficié de l'ampliation apportée par les incisions. La tête n'a pas fait de progrès.

Comme l'auscultation répétée depuis deux jours ne m'a permis d'entendre aucun battement fœtal, je perfore ; la matière cérébrale s'écoule. Lavage antiseptique de la tête fœtale et du vagin.

A dix heures du soir, l'engagement s'accentue, la femme pousse, la dilatation du col est assez grande pour que le doigt introduit dans le trou de la perforation suffise à extraire la tête ainsi que le tronc du fœtus, dont l'expulsion a été terminée par ce procédé séance tenante.

L'enfant n'est pas macéré, ses tissus sont assez consistants, la tête est bien ronde, osseuse et solide, les sutures et les fontanelles sont très peu larges, ce qui donnerait à penser que le développement est assez avancé comme époque bien qu'insuffisant, car la longueur du fœtus est de 36 centimètres seulement et son poids de 810 grammes (moins la substance cérébrale).

Le lendemain samedi, vers sept heures du soir, c'est-à-dire vingt-quatre heures après l'accouchement, la femme a ressenti des coliques très douloureuses accompagnées d'écoulement de sang et de caillots. En même temps fièvre et sueurs abondantes.

Ce soir là, le corps, et surtout la partie inférieure du thorax, se couvrent de papules analogues à celles décrites plus haut et une poussée nouvelle de syphilides se produit.

Le 24 au matin, les coliques ont eu une même intensité, l'écoulement de sang est presque insignifiant.

Onctions sur la partie antérieure de l'abdomen avec l'onguent mercuriel ainsi que sous les aisselles.

La malade a encore la fièvre. La poussée nouvelle de papules qui s'était produite sous l'influence du travail et après l'accouchement persiste encore.

Le 25, au matin, l'éruption de papules marquées des jours précédents commence à s'affaisser et à se ternir et présente une surface squameuse. Peu de fièvre 38,4.

Le 25 au soir, T. 40,1 ; le 26 au matin on ne voit plus que les traces de l'éruption. La fièvre continue, mais moins forte que la veille : Matin, T. 38°; soir, T. 38,7.

Le 30, état satisfaisant.

Le 31, cessation des frictions mercurielles.

L'accouchée va bien.

A partir du 1er juin, la malade prend 2 grammes d'iodure de potassium par jour.

Le 19 juin, examen de l'accouchée : utérus bien involué, 7 centimètres et demi par le cathétérisme, la lèvre antérieure est volumineuse, très indurée, et le col porte les traces étoilées des incisions faites pour l'accouchement. Il existe une tumeur dans l'épaisseur de cette lèvre et cette tumeur, de la grosseur d'une petite amande, fait une petite saillie dans l'intérieur de la cavité cervicale. Le reste du tissu a une consistance à peu près normale et a perdu le caractère de dureté cartilagineuse si remarquable à la fin de la grossesse. Toute la lésion est désormais cantonnée dans le processus en voie de résorption qui occupe la partie médiane de la lèvre antérieure.

Aucune ulcération sur le col, muqueuse réparée et lisse ; pas d'ectropion, l'orifice externe est petit et ferme.

La malade a pris pendant une douzaine de jours 2 grammes d'iodure de potassium par jour. Frictions mercurielles pendant six jours. Le 19 juin, après l'examen, je touche la tumeur superficiellement érodée avec la teinture d'iode.

Les couches ont été parfaites, mais au dix-septième jour, la femme a pris froid et a eu une névralgie lombo-abdominale droite ; cessation de l'iodure de potassium ; application de deux petits vésicatoires ; guérison rapide. Depuis elle n'a pas subi d'autre traitement.

Départ pour le Vézinet, le 21 juin 1884.

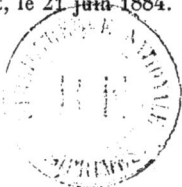

OBSERVATION XI

(*Vien. med. press*, n. 11, p. 333, 1879). Clinique du professeur BRAUNFERWALD publiée par WELPONER.

Induration syphilitique du col.

Une femme de 24 ans se présente à la clinique du professeur Braun-ferwald, après la rupture de la poche des eaux. L'auteur trouve le col dilaté de 3 centimètres, gonflé, dur, formant autour de la tête un bourrelet de l'épaisseur d'un doigt et sur ce bourrelet s'implante une petite tumeur de consistance cartilagineuse; deux tumeurs analogues siègent à la partie postérieure du vagin. Les traces d'une roséole, les engorgements ganglionnaires ne permettent pas de méconnaître la nature syphilique de cette tumeur. L'auteur fait, avec les ciseaux de Sims, cinq incisions d'un centimètre et prescrit des bains de siège; cependant le col ne laisse pas passer la tête; le forceps appliqué amène à la vulve la tête et le col à la fois et de nouvelles incisions sont nécessaires; malgré toutes les précautions, le col se trouve déchiré jusqu'à l'insertion vaginale. L'accouchement a duré 48 heures et les lochies ont été pendant longtemps teintées de sang. L'utérus est revenu lentement sur lui-même.

L'observation suivante est très intéressante parce qu'en même temps qu'elle nous démontre l'influence de la syphilis sur la rigidité du col, elle prouve l'efficacité du traitement spécifique.

OBSERVATION XII (inédite).

Communiquée par M. le Dr RIVIÈRE.

Noélie D..., 21 ans, modiste, a toujours joui d'une excellente santé. Cependant en septembre ou octobre 1882, elle constate l'existence, au niveau des organes génitaux externes, d'ulcérations nombreuses, mais indolores qui lui font consulter un médecin. Celui-ci, après examen minutieux, lui déclare qu'elle est atteinte de syphilis. Bientôt, en effet, évolue chez elle la série des accidents secondaires : plaques muqueuses génitales et bucco-pharyngiennes, roséole, chute des cheveux. Un second médecin confirme le diagnostic et institue un traitement sévère qui est scrupuleusement suivi jusqu'en novembre 1884; toutefois, et à plusieurs reprises, se sont produites des poussées secondaires plus ou moins intenses.

En novembre 1884, Noélie D... devient enceinte, ses dernières règles ayant paru du 10 au 15 de ce mois. Les débuts de la grossesse ont été normaux, mais son attention tout d'abord a été appelée par des pertes vaginales très abondantes, d'odeur désagréable et assez irritantes pour provoquer de l'érythème de la vulve et de la face interne des cuisses.

Or, le 10 avril, et sans cause apparente, l'œuf se rompt et il s'écoule au dehors une petite quantité de liquide amniotique rosé; le lendemain apparaissent quelques douleurs qui deviennent de plus en plus fréquentes et intenses et qui, persistant le 12, engagent la malade à entrer le 13 à l'hôpital.

L'examen à ce moment révèle une grossesse de quatre mois environ; les contractions utérines, qui se renouvellent à peu près de quart d'heure en quart d'heure, sont énergiques et douloureusement perçues par la patiente. Les organes génitaux externes sont nets de tout accident syphilitique, mais le toucher, au niveau du col, est fort intéressant. Bien que le travail dure déjà depuis trois jours, la dilatation n'a guère que les dimensions d'une pièce de cinq francs, mais l'orifice est irrégulier et de forme ovalaire à grand diamètre à peu près transversal; ses bords, surtout en avant, en sont épais, d'une dureté métallique, qui se prolonge assez loin sur le segment cervico-utérin et qui persiste aussi bien dans l'intervalle que pendant les contractions. La rigidité est évidente et généralisée à tout le col quoiqu'un peu plus marquée en avant. Le liquide qui s'écoule par instants à travers le col est rose verdâtre, sans odeur; le doigt poussé à travers l'orifice arrive sur le siège en S I D A, d'un fœtus petit, mort et macéré, car l'épiderme se soulève au moindre frottement sur le derme sous-jacent. Du reste, il n'y a pas de fièvre et l'état général est très bon; je prescris des irrigations chaudes fréquemment renouvelées.

Les contractions persistent énergiques, le 14 et le 15; la dilatation n'avance pas malgré des applications de pommade belladonée, de grands bains prolongés, des irrigations chaudes. Cependant, comme l'état général reste bon, qu'il n'y a pas d'odeur, pas de fièvre et qu'enfin le fœtus est mort et macéré, M. le professeur Moussous préfère patienter, ne voulant se résoudre à faire des incisions du col qu'en dernière extrémité. La journée du 16 avril se passe ainsi, la dilatation toutefois s'accentuant lentement; dans la nuit, elle devient à peu près palmaire; à ce moment, surviennent des contractions expultrices; le fœtus, pressé de toutes parts par l'utérus énergiquement et directement contracté sur lui, tout liquide s'étant progressivement écoulé, se lamine à travers le col et finit par être expulsé spontanément au dehors. Jusqu'au dernier moment, le col a conservé sa dureté, ses bords sont restés rigides et l'expulsion n'a pu se faire que parce que le fœtus, petit, était en même temps suffisamment macéré pour n'offrir que peu de résistance. Le toucher, pratiqué à ce moment, témoigne de l'intégrité du col qui ne s'est pas déchiré. Délivrance normale, spontanée; suites de couches très simples et sans accident

A sa sortie de l'hôpital, Noélie D... n'a pas eu de poussée syphilitique; seul, le col de l'utérus revenu sur lui-même a conservé une induration en masse qui n'est pas normale au dixième jour des couches. Noélie D... nous promet de reprendre très exactement le traitement spécifique et de nous prévenir en cas de nouvelle grossesse.

Celle-ci survient en janvier 1887; elle est absolument normale. Le traitement a été continué depuis la sortie de l'hôpital, je le maintiens dans toute sa rigueur jusqu'au moment de l'accouchement, en octobre.

Le col, à ce moment, est complètement ramolli et le travail marche avec une telle rapidité, qu'appelé sans retard, j'arrive néanmoins auprès de la patiente lorsque tout est terminé. L'enfant est vivant, du poids de 3,260 gr. et ne présente à la naissance aucune trace de syphilis. La mère et l'enfant ont depuis été perdus de vue.

Ces observations, et toutes celles que nous avons citées, méritent d'attirer notre attention à plusieurs points de vue et de tirer les conclusions suivantes :

1° Au point de vue anatomique :

a) Le col utérin peut être, pendant la grossesse, le siège d'accidents syphilitiques divers, au nombre desquels il faut d'abord noter le chancre (13 fois sur 249, chancres syphilitiques observés chez la femme, soit 1/18. Jullien en avait réuni 34 observations, en 1879).

Puis des syphilides diverses, appartenant surtout aux accidents secondaires, et parmi lesquelles les plus fréquentes sont les formes papuleuses et papulo-érosives (25 fois sur 556 cas, d'après la statistique de Fournier).

Enfin, des manifestations variées de la syphilis tertiaire, telles que sclérose, induration cartilagineuse, syphilides ulcéreuses, hypertrophie syphilitique, gommes du col (observat. de Fasola, Chiara, Moussous, Mesnard, Rode).

b) La grossesse imprime à ces accidents une évolution spéciale caractérisée par une hyperplasie conjonctive et une induration spéciale.

Si, sur un utérus vide, ces lésions du col ne sont guère marquées et ont si peu d'importance fonctionnelle qu'elles passent facilement inaperçues, il en est tout autrement en cas de grossesse. Le chancre et les autres accidents subissent, du fait de l'hyperémie qu'entraîne la gestation, une hypertrophie manifeste et l'induration s'étend à toute une lèvre du col, quelquefois aux deux. Il en résulte une prolongation dans la durée des accidents et des modifications anatomiques des parties, auxquelles on peut ajouter, comme causes adjuvantes, la gravité de l'accident primitif et le défaut de soins.

2° Au point de vue clinique, on comprend que ces modifications anatomiques du col entravent fatalement l'effacement et la dilatation. Il serait à désirer que le diagnostic fût fait le plus tôt possible. Si, en examinant une femme enceinte, le moindre doute sur l'intégrité du museau de tanche venait à l'esprit, ne pas se contenter du toucher, mais pratiquer un examen complet au spéculum. On pourra ainsi instituer un traitement qui aura d'autant plus de chances de succès qu'il sera plus hâtif.

C. *Modifications cicatricielles du col.* — Outre les accidents de la syphilis, il est certaines affections qui peuvent déterminer dans les tissus du col des transformations anatomiques, aboutissant à du tissu de sclérose de nature fibreuse, non susceptible de subir le ramollissement, de se laisser effacer et dilater. Telles sont les maladies inflammatoires du col de l'utérus, métrite, endométrite, etc. Mais nous pensons qu'à côté d'elles doivent figurer, comme prenant une part essentiellement active à la formation de ces brides fibreuses, et de ce tissu de cicatrice, les agents dont on se servait surtout autrefois en gynécologie, pour combattre les différentes formes de catarrhe utérin.

Nous voulons parler des caustiques.

Parmi ces derniers, figurent au premier rang le nitrate d'argent, puis le chlorure de zinc, la pâte de Canquoin et toute la liste des caustiques qui agissent en produisant une escharre, à laquelle doit succéder la cicatrisation. Mais cette cicatrisation ne s'opère souvent qu'au prix de grands délabrements dans la texture intime du col, et que l'on a vu se traduire parfois par une véritable atrésie. Si ces désordres ne se manifestent par aucun trouble fonctionnel dans l'utérus normal, on voit à l'heure de l'accouchement éclater des accidents très graves. Ces tissus pathologiques, de nature cicatricielle, opposent une résistance souvent insurmontable aux facteurs de la dilatation. et sous peine de voir l'utérus se rompre ou tomber en inertie, danger qui expose la vie de la mère et celle de l'enfant, on doit intervenir activement.

Dans le *Journal de médecine de Bordeaux*, 1890, nous avons trouvé l'observation de trois femmes qui, traitées par l'introduction de crayons de chlorure de zinc de 4, 6, 7 millimètres de diamètre, présentèrent des atrésies complètes de l'orifice interne du col ayant même amené la rétention des règles.

Fochier (*Lyon médical*, août 1890) rapporte un cas de dystocie à la suite du traitement de l'endométrite par la pâte de Canquoin.

La malade avait été soignée en 1888 par M. Dumontpallier, pour des métrorrhagies traitées par des flèches de Canquoin introduites dans l'utérus. Cette méthode détermina des escharres de 3 à 4 centimètres d'épaisseur, c'est ainsi que la muqueuse utérine peut être dépassée.

Au moment de l'accouchement, on percevait dans le col un diaphragme, et au-dessus une partie molle ressemblant à une fesse; en enfonçant le doigt on sentait un autre diaphragme qui arrêtait la tête qui était distante de 7 centimètres environ. L'enfant étant mort, la crâniotomie fut faite. La malade guérit après avoir présenté quelques signes de péritonite.

Nous devons à l'extrême obligeance du Dr Corson, l'observation inédite d'un cas très net et très intéressant, nous semble-t-il, de rigidité pathologique du col, à la suite de cautérisations intempestives au nitrate d'argent, et qui nécessite une petite opération obstétricale.

OBSERVATION XIII (inédite).

Docteur Corson.

Mme X... est âgée de 43 ans, d'une taille au-dessus de la moyenne, bien développée, de conformation régulière.

Au point de vue héréditaire, nous notons l'arthritisme manifeste du père et surtout de la mère ; ce tempérament existe aussi chez les frères et les sœurs. La menstruation s'établit sans incident à 15 ans ; depuis, les règles ont apparu régulièrement et normalement, pas de dysménorrhée. Dès 5 à 6 mois après son mariage, Mme X... souffrait de douleurs dans la région des reins, pas assez fortes pour l'empêcher de vaquer à ses occupations habituelles et de vivre de la vie commune. En avril 1893, fièvre typhoïde sévère avec phénomènes gastriques alarmants, irrégularités thermométriques, etc. Chose remarquable, à la suite de cette dothiénenterie, les douleurs des lombes disparurent et elles ne sont plus revenues.

Bien que mariée depuis 22 années, cette dame n'avait jamais eu de grossesse. Au début de son mariage elle croit avoir fait une petite fausse couche, d'ailleurs à diagnostic indécis. Elle fut affectée vers cette époque de catarrhe utérin d'intensité moyenne pour lequel elle fut soignée par d'éminents spécialistes de Paris et par des confrères de province. Elle subit le traitement de l'époque, à savoir les cautérisations argentiques répétées et profondes. Il en fut pratiqué un grand nombre à Rennes et dans la localité habitée par la malade. Le but fut vraisemblablement dépassé, car, pendant une certaine période du traitement, un confrère crut indiquer de passer dans la cavité cervicale des bougies dilatatrices destinées à lutter contre un peu d'atrésie.

Les choses en étaient là, le catarrhe utérin était à peu près guéri, quant à la suite de la fièvre de 1893 les règles ne reparurent que 4 fois, dont les dernières le 19 octobre cessèrent le 22. En même temps l'embonpoint s'accusait de plus en plus, surtout à l'abdomen, si bien que Mme X... se demanda si elle n'était pas grosse.

Après bien des hésitations et une erreur de diagnostic commise par l'un de nos gynécologistes les plus distingués de Paris, qui déclara nettement qu'il n'en était rien et flaira plutôt une tumeur, je pus à l'aide des signes certains que je rencontrai (battements cardiaques, mouvements actifs, ballottement) sans compter les signes accessoires, diagnostiquer sûrement une grossesse, et, calcul fait, j'annonçai la nàissance d'un bébé pour le 3 août approximativement.

Or, les premiers jours d'août s'étaient déjà écoulés qu'aucun travail n'avait commencé, et les jours suivants je pensai être en présence d'une grossesse prolongée.

Enfin le mardi 7 août 1894, à 9 heures du soir, un domestique vint me prévenir de ne pas m'absenter dans la nuit. Mme X... souffrait depuis 5 heures de l'après-midi. Je ne fus pas dérangé.

Le mercredi 8 août, à 7 heures du matin, je me rendis près de la patiente : elle a eu des coliques toute la nuit, sans répit, de 5 en 5 minutes ; elle n'a pu goûter un seul instant de repos. Je m'attendais à trouver un col moyennement dilaté. Or l'indicateur constatait tout simplement un col effacé, aplati, et, à son centre, une ouverture mesurant de 5 à 6 millimètres. Une certaine attention devait être apportée dans cette investigation, car, au premier abord, le doigt rencontrait sur tout le pourtour, jusqu'à 5 centimètres de la région cervicale, un épaississement assez résistant (bord inférieur de l'anneau de Bandl) qu'il aurait pu croire être le col lui-même arrivé à une dilatation à peu près complète. L'ouverture du col était placée sur l'axe médian principal de la filière pelvienne, et n'en était que d'un accès plus facile. Par ailleurs je note : enfant bien vivant, vertex un peu au-dessous du détroit supérieur en O. I. G. A. Je recommande des injections chaudes, abondantes et fréquentes.

A une heure de l'après-midi, même état.

A neuf heures du soir, idem.

Pendant toute cette journée du 8, les contractions se firent sentir en moyenne de 20 en 20 minutes.

La nuit du 8 au 9 laissa quelques intervalles de repos pendant lesquels la parturiente put sommeiller.

Le 9 août, à 8 heures du matin, la situation n'a subi aucun changement ; toujours le même degré de dilatation.

Les lèvres du col sont un peu épaisses, avec bourrelet de 2 à 3 millimètres, non douloureuses à la pression, sèches (cuir imbibé de graisse), le vagin n'est pas hyperesthésié. Poche des eaux intacte, plate, tête au même niveau.

Plus d'hésitation : nous étions en présence d'une rigidité mécanique

14 Charuel

(Pajot); une intervention immédiate s'imposait, la femme était épuisée, d'autant plus qu'elle vomissait tout aliment tant solide que liquide.

Je demandai l'assistance d'un de mes excellents confrères, le docteur Martin. Après consultation, nous résolûmes d'agir sur le col à l'aide du dilatateur utérin du Dr Auvard. La femme fut placée en face d'une fenêtre bien éclairée, à l'aide d'un long spéculum du Cusco, je découvris facilement l'ouverture cervicale, et introduisant le dilatateur d'environ cinq millimètres dans l'orifice, je le forçai en différentes directions et en plusieurs temps successifs. Aussitôt après cette opération, qui ne fut nullement douloureuse, deux doigts pouvaient être introduits dans le col et constater que la dilatation artificiellement obtenue atteignait trois bons centimètres; il s'écoula peu de sang. Une injection au sublimé avait précédé et suivi cette intervention.

A une heure du soir, dilatation de 4 centimètres s'accentuant surtout à gauche.

A cinq heures du soir, 5 centimètres. Poche toujours intacte. La tête ne descend pas.

De cinq à huit heures du soir, rigidité avec spasme; palper et toucher très sensibles, douleurs permanentes, vomissements incoercibles. D'ailleurs ces vomissements se sont montrés pendant toute la durée du travail et la garde-malade évalue à plusieurs litres la quantité totale de liquide gastrique et de bile qui a été rejetée; vers la fin il y avait un vomissement à chaque douleur.

Une heure du soir : La portion droite du col se dilate.

Dix heures : 7 centimètres. Les douleurs redeviennent intermittentes, régulières, fréquentes.

Minuit : 9 centimètres. La tête descend légèrement, rupture de la poche, peu de liquide amniotique.

Le 10, deux heures du matin : la dilatation est complète. L'enfant rend un peu de méconium. Chloroforme. Forceps. Extraction en quelques minutes d'une fillette bien vivante, pesant 3 kilos.

Le travail avait duré cinq heures.

Les suites de couches ont été apyrétiques, sans aucun accident. Après quinze jours de repos, Mme X... était debout.

Dans cette observation, les divers facteurs de la dilatation ont paru agir normalement, la poche des eaux ne s'est pas rompue prématurément, et nous ne trouvons là aucune explication plausible de la rigidité; aussi pensons-nous qu'il faut voir plutôt, dans ce cas un exemple de rigidité pathologique proprement dite, due aux cautérisations intempestives et profondes au nitrate d'argent, qui ont été la base du traitement du catarrhe utérin. Quant à la rigidité spasmodique qui s'est montrée secondairement, les manœuvres qui ont été pratiquées sur le col pour le dilater suffisent à l'expliquer.

D. *Opérations anteconceptionnelles sur le col.* — Aujourd'hui que les opérations sur le col de l'utérus sont entrées dans la pratique courante de la gynécologie, on devait s'attendre à trouver un grand nombre de cols rigides, consécutivement aux manœuvres opératoires. Ces faits sont au contraire très rares. On a pu suivre pendant leur accouchement un certain nombre de femmes ayant subi l'opération d'Emmet et de Shrœder. Aucune particularité ne s'est montrée pendant le travail : le col s'est dilaté normalement.

Sur cent cas de grossesse environ, signalés après l'opération d'Emmet par différents auteurs (Harrison, Baker, Munde, Jauvrin, Martin, Goodell, Davenport, Murphy, Playfair, Reamy et Doléris), dans la thèse de Ducasse, c'est à peine si nous trouvons trois cas dans les lesquels la dilatation se faisant avec lenteur, il fallut intervenir. Reamy signale un retard dans deux cas sur quinze, mais la dilatation se fit naturellement. Murphy dut pratiquer des manipulations pour vaincre la rigidité des fibres circulaires du col. Jauvrin seul dut inciser le col pour faciliter une application de forceps.

Plus nombreuses, au contraire, sont les observations où l'on a noté une rapidité plus grande du travail, à un point tel, rapportent Davenport, Clarke, Baer, que l'enfant était expulsé avant que l'accoucheur appelé n'eût pu se rendre auprès de la parturiente.

Cette rareté des cas de dystocie, nous dit Ducasse, est facile à saisir. Presque tous les observateurs qui ont eu l'occasion d'examiner les cols opérés par eux, soit un an soit davantage après la trachélorraphie sont d'accord sur ce point : c'est que presque jamais il ne reste trace de cicatrice.

Il en est absolument de même après l'amputation du col (opération de Shroeder), les contractions chassent le produit de la conception sans que le col fournisse d'obstacles au passage des diverses parties fœtales ; les bons résultats tenant à ce fait que, le tissu cicatriciel étant nul ou en si minime quantité, qu'il n'a pu entraver la marche de la dilatation.

Dans certains cas aussi, l'accouchement s'est terminé plus facilement et plus promptement qu'en temps ordinaire (faits de Lisfranc, Putegnat, Anderson, Cortiguera).

Aux faits déjà signalés, nous joignons une observation inédite, des plus probantes, que nous devons à l'obligeance de M. le Dr Rivière.

OBSERVATION XIV (inédite).

Dr RIVIÈRE.

Le 12 septembre, entre à la clinique une femme, Marie G., âgée de 32 ans, enceinte pour la deuxième fois. A la suite de son premier accouchement, atteinte d'endométrite avec déchirure profonde du col et éviscération. Elle a subi en mars 1893, dans le service de chirurgie de M. le professeur Lanelongue, une opération anaplastique du col (procédé de Shrœder) à la suite de laquelle tous les phénomènes pathologiques éprouvés par elle ont disparu.

A son entrée à la clinique, le toucher permet au doigt d'arriver sur un segment inférieur très aminci à travers lequel on détermine une présentation du sommet en O. I. G. A. Mais en aucun point on ne retrouve l'orifice du col; il semble qu'il y ait oblitération vraie de cet orifice. En tous cas, le col ne fait aucune saillie sur le segment inférieur.

Marie G. entre en travail le 15 septembre. Après quelques contractions douloureuses, l'orifice externe du col, qui se trouvait orienté à peu près au centre de l'excavation, commence à s'ouvrir. Son bord libre est mince et nettement arrondi, analogue à un orifice de primipare.

La dilatation se fait très normalement, et en cinq heures, moins de temps même qu'il n'en faut ordinairement, la dilatation s'est achevée, et l'expulsion, très facile, s'est terminée par la naissance d'un enfant du poids de 3,200 gr.

Suites de couches normales.

Toutefois, si rare que soit le fait, on peut dans certains cas rencontrer des difficultés, consécutives peut-être à une opération défectueuse, mais constituant néanmoins une véritable rigidité pathologique aussi celle-là, car elle est due à la formation de tissu cicatriciel.

Fehenbeich (*Wien. Med. Woch.*, 1883) et Galabin (*London obstetric. transactions*, 1876), rapportent deux cas de rupture du col à la suite de sténose cicatricielle ayant succédé à l'opération de Shrœder. Dans les deux cas, il est vrai, il faut noter que l'amputation du col avait été faite avec l'anse galvano-caustique, tandis que le fait n'est point signalé à la suite des opérations pratiquées à l'aide des instruments tranchants, et terminées par la suture des plaies cruentées.

L'observation suivante, publiée par le Dr Champetier de Ribes, vient confirmer l'existence de ce genre de rigidité du col, qui fit durer le travail 55 heures.

OBSERVATION XV

CHAMPETIER DE RIBES.

Rigidité du col due à du tissu cicatriciel (après amputation du col). Dilatation forcée avec le dilatateur de M. TARNIER.

S..., femme C..., 33 ans, entrée le 22 juillet à la Maternité de l'hôpital Ténon. Père mort paralysé, mère bien portante, a eu 13 enfants. Très arthritique, migraine rhumatismale, névralgie, réglée à 14 ans irrégulièrement.

Elle a eu 7 grossesses à terme, accouchement spontané, sommet, et un avortement à 4 mois.

Elle subit une *amputation du col* en 1888 au mois d'août, reste plusieurs mois dans un service de chirurgie, souffrant beaucoup du ventre, maigrissant, vomissant, les règles sont supprimées. Sort le 25 décembre et devient enceinte immédiatement.

Grossesse actuelle, céphalalgie, vomissements, douleurs abdominales. 20 juillet : Elle perd les eaux à 6 heures.

21 : Premières douleurs à 2 heures du matin.

22 : Entre à l'hôpital à 9 heures du matin.

Palper et auscultation : On fait le diagnostic de présentation du sommet en O. I. G. A.

Toucher : On arrive sur un col effacé, aplati, tombant sous une extrémité céphalique bien engagée dont l'orifice, qui laisse pénétrer l'extrémité du doigt, forme un anneau rigide, non dilatable, plus épais en arrière, plus bridé, inextensible ; en somme, orifice cicatriciel d'une épaisseur difficile à déterminer. Douleurs assez violentes toutes les 5 ou 10 minutes.

M. Champetier pratique le toucher à ce moment et, après quelques minutes d'efforts, parvient à introduire la troisième phalange de deux doigts. Malgré les douleurs intenses provoquées par cette manœuvre, à trois heures, même dilatation. M. Arnould procède à la dilatation forcée en introduisant deux ou trois doigts comme l'avait fait M. Champetier, ceci pendant un quart d'heure; la dilatation avait à peine un franc; douleurs toujours très vives.

10 heures du soir : M. Champetier voit la malade et constate une pièce de 5 fr. On lui fait toutes les deux heures une injection d'eau boriquée chaude. Douleurs continues toute la nuit.

Le 23, à 7 heures et demie : même dilatation 5 fr. et rigidité semblable du col. M. Arnould place le dilatateur de Tarnier; les trois branches sont articulées assez facilement; en quelques minutes on sent la dilatation se faire.

9 heures du matin : Dilatation complète et accouchement rapide. Délivrance naturelle une heure après midi, placenta et membranes entières.

Enfant de 7 mois et demi pesant 2,140 grammes.

Col non déchiré.

Ecoulement fétide pendant 36 heures.

Le 23 : Injection intra-utérine au sublimé 1/4000.

On fait les jours suivants des injections vaginale (4 par jour) alternativement eau phéniquée 1/200 et eau boriquée.

Nous basant sur ces résultats, il nous est permis de penser que la trachélorraphie et l'amputation du col ne sont pas une cause de dystocie dans la majeure partie des cas, et la dilatation du col au moment de l'accouchement, se fait régulièrement.

Cependant il peut survenir de la sténose cicatricielle postopératoire, particulièrement dans les cas où l'on ne s'est pas servi du bistouri pour opérer, et les surfaces cruentées n'ont pas été exactement affrontées par des points de suture allant de la muqueuse vaginale à la muqueuse cervicale. Cette sténose cicatricielle engendre alors une véritable rigidité pathologique du col, qui se refuse à toute dilatation normale.

E. Fausse rigidité.

Nous ne croirions pas être complet si, à côté de ces rigidités réelles ou absolues, où les contractions utérines étant
normales le col oppose une résistance pathologique qui empêche ou entrave son ouverture, nous ne touchions pas deux
mots de cette rigidité peut-être relative, décrite par Auvard,
dans laquelle les contractions utérines ne sont pas suffisantes
pour vaincre la résistance normale du col; c'est là ce qu'on a
encore désigné sous le nom de fausse rigidité.

Tout d'abord, on se croit en présence du col rigide, tel qu'on
le décrit partout, cette rigidité paraissant bien être la rigidité
anatomique des auteurs. On peut constater le plus souvent,
des contractions paresseuses, déréglées, peu intenses, un effacement lent du col, une dilatation qui reste stationnaire ou à
peu près; rien de spasmodique, cependant parfois des souf-
frances anormalement vives. Puis subitement la contraction
utérine agissant avec ses caractères de fréquence, d'énergie,
de régularité, d'intermittence, la dilatation progresse et se termine rapidement.

Doleris (*loc. cit.*) rapporte ainsi un cas de fausse rigidité où
les faits démontrent clairement l'influence de l'inertie utérine
sur la rigidité. Notre observation du même auteur peut aussi
rentrer dans ce même groupe des fausses rigidités.

Nous avons recueilli une observation de pseudo-rigidité, du
Dr Auvard, qui nous montre les graves erreurs que l'on peut
commettre dans ces cas épineux, et les interventions inutiles
qu'on est tenté de pratiquer sur un col atteint seulement de
rigidité.

OBSERVATION XVI

Dr AUVARD, accoucheur des hôpitaux.

Pseudo-rigidité du col.

Mme X..., 30 ans, très impressionnable, pas de grandes maladies. Pas de syphilis. Mariée en 1884; peu de temps après son mariage, métrorrhagie très abondante; à la suite, anémie et congestion du col. Première grossesse en 1883, normale, accouchement très long; les premières douleurs ont commencé dans la nuit du dimanche au lundi et l'accouchement n'a été terminé que mardi à 11 heures. Il a fallu employer le forceps, car l'épuisement était grand; les contractions, trop faibles, ne pouvaient amener l'expulsion. A la suite de cette couche, cystite purulente pendant cinq mois, rebelle à tous traitements.

En 1888, seconde grossesse très pénible; douleurs et pertes sanguinolentes. Repos dans la position horizontale à partir du cinquième mois. Accouchement un peu avant terme. Rupture de la poche des eaux deux jours avant l'accouchement, mais celui-ci s'est terminé assez rapidement en 5 heures, sans accident; suites des couches normales.

Troisième grossesse en 1890. Coliques hépatiques vers le troisième mois. Grossesse normale, mais cependant avec des contractions douloureuses, qui empêchaient la voiture ou la marche tant soit peu prolongée. Les premières douleurs de l'accouchement ont commencé dans la nuit du jeudi 4 décembre 1890, le vendredi effacement du col, douleurs irrégulières.

Le vendredi 5 décembre, de 10 heures du matin à 3 heures 1/2 du soir, absence de douleurs. A partir de 3 heures 1/2, jusqu'au samedi matin, 7 heures 1/2, les douleurs n'ont pas cessé, mais irrégulières (le plus grand repos n'a pas dépassé 10 minutes). Rupture de la poche des eaux à 5 heures du matin.

Appelé le samedi matin par mon confrère et ami le docteur Moizard, je vois la malade pour la première fois à 7 heures 1/2 du matin. L'accouchement dure environ depuis 36 heures, la dilatation est à peine de trois travers de doigt; poche des eaux intacte, présentation du sommet et O. I. D. P. La tête appuie mal sur le segment inférieur, l'utérus est fortement incliné à droite, de telle sorte que le fœtus ne s'engage pas franchement suivant l'axe génital. L'orifice du col est dirigé à gauche et en arrière.

La malade est absolument fatiguée et découragée, n'ayant pu dormir pendant les deux nuits précédentes. M. Moizard pense à une rigidité anatomique du col, ne trouvant aucune autre cause de dystocie. Ce diagnostic, après examen, me paraît exact; le col donne assez bien la sensation d'un cuir imbibé de graisse qu'on est habitué à rencontrer dans cette cause de dystocie.

Au moment de mon examen, les contractions sont assez régulières et se reproduisent toutes les 3 ou 4 minutes avec une intensité moyenne.

Je conseille au docteur Moizard l'administration d'un grand bain et des injections vaginales d'eau chaude, répétées toutes les heures environ. D'après la marche du travail, jusque là, je ne prévois pas l'accouchement possible avant 2 ou 3 heures de l'après-midi, c'est-à-dire avant 6 ou 7 heures environ. Je conseille en outre l'administration d'un lavement de chloral et au besoin quelques inhalations de chloroforme pour calmer les angoisses de la parturiente et faire diversion à son découragement.

A 8 heures, sur le point de quitter la malade, je pratique un nouvel examen pour m'assurer qu'aucune modification importante ne s'est produite. L'état est le même, la dilatation est à peu près stationnaire; elle n'atteint pas encore trois travers de doigt. Frappé à ce nouvel examen, plus qu'au premier, de l'inclinaison du fond de l'utérus à droite et de la déviation du col en arrière et à gauche, je redresse avec la main le fond de l'utérus, pendant que le doigt vaginal, ayant accroché l'orifice utérin, le ramène sur la ligne médiane. Une contraction utérine survient alors, énergique, très pénible pour la malade, qui me supplie de cesser toute manœuvre, souffrant bien assez sans les nouvelles tortures que je lui impose.

Mais je me garde de céder à ses prières, car j'ai pendant la contraction remarqué qu'avec le redressement de l'utérus et du fœtus la tête appuyait franchement sur l'orifice utérin et que cet orifice s'était notablement ouvert pendant la douleur.

Je continue à maintenir l'utérus comme précédemment, les contractions se succèdent énergiques et très douloureuses ; en 20 minutes la dilatation est complète, et 10 minutes après une fille de poids moyen est expulsée, bien portante, en occipito-pubienne (rotation spontanée); à 8 heures 1/2, l'accouchement était terminé.

Mon confrère ni moi ne revenions de ce dénouement rapide, après le pronostic peu réconfortant que nous avions porté en commun.

Délivrance naturelle 1/4 d'heure après par méthode mixte.

Suites de couches normales.

Le diagnostic de rigidité du col était évidemment erroné. Ce fait doit être interprété de la façon suivante : inclinaison très accentuée du fœtus et de l'utérus à droite avec déviation du col dans le sens contraire, contraction utérine rendue peu efficace par le fait de cette inclinaison qui entravait l'engagement. Et, après correction de l'inclinaison utérine, l'accouchement s'est promptement terminé. Il est probable que sans cette manœuvre, l'accouchement aurait traîné en longueur.

Ces faits de pseudo-rigidité sont, pour la pratique, très importants à connaître, car une simple manœuvre corrective, redressant le fœtus, en vient facilement et promptement à bout.

Si nous voulons maintenant avoir une vue d'ensemble sur la rigidité du col, comme obstacle à la dilatation, nous dirons en terminant ce chapitre qu'on peut, à ce point de vue, en distinguer deux grandes variééts :

1° La rigidité active ou spasmodique, due à un état particulier du col et du segment inférieur, non existant avant le travail et qui se traduit par une contracture, un spasme des éléments musculaires de l'organe.

2° La rigidité passive ou mécanique de Pajot, dans laquelle nous ferons rentrer l'ancienne rigidité anatomique que nous croyons bien plutôt pathologique, et la rigidité pathologique proprement dite. Cette rigidité passive peut être due à un vice des facteurs de la dilatation, ou à des modifications de structure du col. En tout cas, le col résiste passivement et se montre jusqu'à la fin du travail, tel qu'il était au début, si une intervention quelconque ne vient pas modifier cet état.

Dans cette classe encore, nous pouvons admettre la fausse rigidité; le col offre une résistance passive à sa dilatation, mais il ne le fait que temporairement.

TROISIÈME PARTIE

**De quelques particularités relatives au traitement des obstacles
à la dilatation du col.**

———

Dans cette troisième partie relative au traitement des obstacles à la dilatation que nous venons de passer en revue, nous
n'avons pas l'intention de faire la nomenclature, pour les comparer et les critiquer, de toutes les médications et interventions chirurgicales auxquelles on a eu recours jusqu'ici. Ce
serait là, à notre avis, entreprendre un travail qui, outre qu'il
nous entraînerait beaucoup trop loin, nous obligerait à tomber
dans des redites inutiles et n'offrirait aucun intérêt. Aussi
avons-nous pensé que notre œuvre ne perdrait nullement de
sa valeur, si nous nous contentons d'exprimer quelques idées
nouvelles sur certains modes de traitement, ou qui n'ont pas
été très prisés jusqu'à ce jour, parce qu'on les a peut-être em-
ployés un peu à tort et à travers, ou dont on n'a fait encore,
en France au moins, aucune application sérieuse.

C'est ainsi que nous étudierons successivement l'action du
chloral, du bandage abdominal et des incisions profondes du
col par la méthode de Durhssen, en insistant également sur
leurs indications précises.

Mais avant d'aller plus loin, qu'il nous soit permis de rappeler ici les sages conseils du professeur Pajot sur les interventions en obstétrique d'une manière générale : « Il y a, dit-

il, trois qualités pour l'accoucheur ; la première c'est la patience, la seconde la patience, la troisième la patience. L'accoucheur doit savoir attendre, et, pour ces circonstances spéciales, sa conduite peu se résumer en deux mots : « Expectation et surveillance ; il faut savoir ne rien faire ».

Mais il doit surveiller très attentivement l'état du fœtus et de la mère et, à la première indication tirée de cette observation, intervenir. Car n'oublions pas aussi que l'on ne doit jamais intervenir sans une indication formelle ; dès que cette indication se présente, il faut la remplir sans temporisation et virilement, parce que « en obstétrique » telle intervention qui sauvera les deux êtres est actuellement facile et dans quelques heures elle deviendra dangereuse, inefficace ou impossible.

CHAPITRE PREMIER

CHLORAL. — DE SES INDICATIONS PENDANT LA PÉRIODE DE DILATATION

Depuis vingt années surtout cette action du chloral sur les femmes en travail a préoccupé les accoucheurs. Ils ont multiplié leurs expériences et sont en somme arrivés à des conclusions bien différentes et souvent contradictoires.

Dès 1870, E. Lambert employa le chloral sur les femmes en travail et publia (*Edimb. med. Journ.*, août 1870) le résultat de ses recherches. « Son emploi met en lumière les admirables propriétés de cet agent appliqué au soulagement de la deuxième période du travail, où l'on admet généralement que le chloroforme est dangereux. Comme hypnotique pendant la première période, le chloral est sans rival, car l'opium, notre seul refuge en pareil cas, ne peut être administré sans s'opposer à la marche du travail ».

Les docteurs Gerson et du Hamel, ce dernier dans (l'*American Journ. of the medical science*, 1er octobre 1870) considèrent le chloral comme un médicament très précieux quand le travail est menaçant et traîne en longueur.

En 1872, le docteur Bourdon, le premier en France, employa le chloral dans son service d'accouchement à la Charité. Il pense, sans être affirmatif à ce sujet, que sous l'influence du chloral la contraction est plus énergique et le travail se termine plus rapidement.

Deux thèses, celles de Franca y Mazora et de M. Pellissier

sous son inspiration furent soutenues dans la même année, et
ce dernier conclut ainsi :

« L'hydrate de chloral n'exerce aucune influence sur la santé
de la mère et de l'enfant, à la condition d'être bien pur.

» Les contractions utérines continuent à se faire régulièrement; il procure du sommeil et une diminution de la douleur,
variable avec les sujets.

» On peut l'administrer avec avantage contre les douleurs
de l'accouchement naturel, particulièrement chez les primipares pour calmer l'excitation qui résulte de la douleur et
supprimer les préoccupations qui, le plus souvent, accompa-
gnent le travail.

» Il convient de l'employer chez les femmes nerveuses, irritables, redoutant les douleurs de l'accouchement; il est encore
indiqué contre les accidents douloureux qui viennent parfois
compliquer le travail, tels que crampes, maux de reins, enfin
les tranchées utérines, lorsqu'elles deviennent particulièrement douloureuses.

» Le chloral peut être administré à toutes les périodes du
travail.

William Berry (in *Lancet,* 1874) dit : « J'ai parfaitement
observé que le chloral n'a aucunement retardé la marche du
travail; au contraire la dilatation de l'orifice, la descente de la
tête, le caractère et la fréquence des douleurs semblent dus à
son influence.

Playfair, dans un ouvrage intitulé : « *On chloral as an anes-
thesie during labour* (in *Lancet,* 1874), conclut ainsi : Le chloral a sur le chloroforme l'immense avantage de ne pas ralentir
l'intensité et la force des contractions tout en diminuant la
douleur, on peut l'employer surtout à une période où le chloroforme n'est guère applicable ».

En 1874, parut dans les *Annales de gynécologie* un important Mémoire sur l'emploi de l'hydrate de chloral comme anesthésique dans l'accouchement naturel, par le docteur Chouppe. Et s'appuyant sur 37 observations personnelles, il conclut en disant que : « Le chloral, même à doses massives, capable de produire l'anesthésie absolue, ne supprime nullement, ne diminue même pas la contractilité des fibres lisses en général, par conséquent des fibres de l'utérus.

Mais le travail le plus scientifique que nous possédions sur ce sujet, nous le devons à Müller (Ueber die Wirkung des chloral hydrats bei Normalen Gerburlen in *Berliner Klinische Wochenschrift*, 1876).

Il donne les résultats obtenus par le chloral sur 20 femmes en travail, dans des « cas purs », c'est-à-dire chez des primipares jeunes, à bassin normal, et dont les autres organes étaient absolument intègres, principalement le canal intestinal et les organes thoraciques dont les affections constituent une contre-indication pour l'usage du chloral.

Le travail fut observé avec le plus grand soin par Mme de Swiatlowsky, et il ressort de ses expériences que des doses pouvant aller jusqu'à 3 grammes, mais données par petites portions, n'exercent qu'une faible influence sur la période de dilatation. Il est de plus établi que la marche de l'accouchement n'est presque pas influencée et que l'on peut donner jusqu'à 4 grammes sans danger pour la mère et l'enfant avec de plus grandes chances d'agir à la période de dilatation.

D'après Polaillon, qui a expérimenté le chloral à la Maternité de Cochin, il résulte que : si le chloral est un sédatif des douleurs utérines, c'est à la condition d'agir en même temps sur la fibre musculaire, dont la contraction est d'abord ralentie, puis arrêtée. On doit en rejeter l'emploi dans les accouchements normaux.

Nous voyons que si les accoucheurs étrangers sont partisans

de la vulgarisation du chloral, à la période de dilatation, l'École française est moins affirmative, et Pinard dit même, dans sa thèse d'agrégation, qu'il ne croit pas que l'emploi du chloral soit pratique et doive se répandre dans la pratique des accouchements, pour les raisons suivantes :

1° Ne pouvant l'administrer que par la bouche ou le rectum, car il ne pense pas qu'un accoucheur aille jusqu'à pratiquer une injection intra-veineuse, on ne peut être sûr que le médicament sera conservé. L'on sait, en effet, combien les vomissements sont fréquents et avec quelle facilité les lavements sont rendus pendant le travail. En présence de déjections, peut-on dire quelle est la quantité de médicaments qui a été absorbée. En donnera-t-on d'autres doses, mais alors les accidents peuvent survenir.

2° De plus, l'action du chloral est loin d'être instantanée, on ne peut la modérer à volonté, et elle continue après l'accouchement.

Enfin, dit le professeur Desgranges (*Lyon médical*, 1892), « la propriété anesthésique du chloral est la moins caractérisée, et l'anesthésie chirurgicale ne peut être obtenue qu'à la faveur de doses véritablement toxiques ».

En somme, au milieu de ces résultats contradictoires obtenus par les auteurs, que pouvons-nous conclure de l'action du chloral sur les femmes en travail?

Presque tous, en général, s'accordent à reconnaître que la contraction n'est nullement atteinte. Au contraire, on la verrait devenir plus efficace (Bourdon, Chouppe) et favoriser la dilatation.

C'est aussi notre opinion, mais nous pensons cependant que l'usage du chloral est appelé dans certains cas, nettement déterminés, à rendre de plus grands services qu'on ne lui en a accordés jusqu'ici. Si les contradictions sont nombreuses, nous sommes tenté de l'attribuer à l'emploi souvent inopportun que les accoucheurs en ont fait, plutôt qu'à l'inefficacité et à l'inconstance du remède. Et nous appuyant sur les recherches personnelles de M. le professeur agrégé Rivière, dont nous avons recueilli les principales observations, nous conclurons en disant que :

1° Il est évidemment faux que le chloral agisse dans tous les cas où le travail est pénible et difficile, et les opinions si différentes des auteurs tiennent justement à ce qu'ils l'ont employé à tort et à travers sans indications bien nettes et bien précises.

2° Mais chez des sujets irritables, dans les cas de tiedous labour et de contractions spasmodiques légères, dus à des phénomènes nerveux reflexes, à la suite de touchers répétés ou de rupture prématurée des membranes, par exemple, le chloral agit sur la moelle et sur le système nerveux dont il calme l'érétisme et devient un sédatif excellent.

Les observations suivantes qui nous ont été communiquées par le docteur Rivière, et deux autres qui nous sont personnelles, en sont une preuve.

OBSERVATION XVII (inédite)

Mme G., primipare, O. I. G. A. Début des douleurs dans la matinée du 21 juillet 1893.

Excitation assez vive. Début de la dilatation vers 7 h. 1/2. A 9 h., col un peu en arrière, dilatation 20 centimes.

A 9 h. 1/2, 1 gr. de chloral en lavement. Potion avec 4 gr. par cuillerée à 9 h. 1/2, 10 h., 10 h. 45, 12 h. 30. 2 h.

A 2 h. 1/4, dilatation complète, lèvre antérieure du col un peu œdématiée. Poche des eaux très saillante.

Rupture artificielle des membranes, très épaisses et résistantes. La tête descend aussitôt, 2 h. 1/2. A 3 h., elle est sur le plancher périnéal. A 3 h. 45, expulsion spontanée d'un beau garçon.

OBSERVATION XVIII (inédite).

Mme M., primipare, doit être à terme vers le 25 juillet. Cependant, sans cause appréciable, le 11 juillet, à 2 h. du matin, premières douleurs, mouches légères ; je suis appelé à 6 h. du matin.

A ce moment, col en arrière non effacé, tête engagée au détroit supérieur en O. I. D. A.

Les douleurs continuent régulières, faibles, espacées pendant toute la journée. Le col s'efface peu à peu. Le soir, de 1 h. à 8 h. 1/2, l'effacement est complet, il n'y a pas de dilatation.

Celle-ci ne commence à se prononcer que vers 10 h. Les douleurs très vives, très rapprochées sont difficilement supportées par la patiente qui pousse incessamment des cris perçants.

Je veux donner du chloral qui est refusé. Cependant les douleurs vont s'accentuant de plus en plus, sans faire sensiblement avancer le travail. A 4 h. 1/2 du matin, première cuillerée de chloral. A 6 h., la dilatation est de 2 francs.

Le chloral est donné par grandes cuillerées tous les quarts d'heure d'abord, puis toutes les demi-heures.

L'excitation diminue très vite ; les douleurs sont beaucoup mieux supportées ; la dilatation se complète avec une extrême rapidité ; à 7 heures, la tête commence à descendre ; elle arrive en quelques douleurs sur l'orifice vulvaire qu'elle traverse sans difficulté.

L'enfant est petit et pèse 2,900 gr., c'est une fille bien vivace.

Mme M., a absorbé à peu près 2 gr. 50 de chloral.

OBSERVATION XIX (inédite).

Madame T... Premières douleurs le 16 juillet 1893. Période d'effacement du col avec douleurs régulières, espacées de 10 en 10 minutes jusqu'à 3 ou 4 heures du soir.

A ce moment, agitation extrême avec frémissement musculaire, etc.
A 5 heures un quart dilatation d'un franc.

Potion avec 4 grammes de chloral commencée à 6 heures et demie.
Cuillerée à 7 heures et demie.

A 8 heures, calme notable, repos dans l'intervalle des douleurs cependant très régulières et très énergiques ; plus d'agitation, sauf au moment de la douleur.

Bouillon à 8 heures et demie : il est vomi un quart d'heure après.
A 11 heures, les douleurs toujours les mêmes sont bien supportées. Calme complet et sommeil dans l'intervalle. Près de 2 grammes ont été absorbés. La dilatation est presque complète. Rupture artificielle des membranes.

Premières douleurs expulsives à minuit. En 2 ou 3 douleurs, la tête franchit l'excavation, exécute sa rotation et se place dans l'anneau musculaire du releveur coccy-périnéal en O. P.

Les contractions restent fréquentes et énergiques mais la tête n'avance pas.

J'attends ainsi 1 heure et demie, la dilatation étant la même ; application de forceps directe, extraction d'un enfant masculin de 3 kilos qui commençait à souffrir sous l'influence de violentes contractions utérines et qui naît un peu étonné. Il est vite ranimé.

OBSERVATION XX (inédite).

Madame C..., primipare. Entre en travail dans la nuit du 20 février. Le travail marche lentement.

Vers midi, exaspération extrême de la jeune femme qui veut mourir, se roule éperdue dans son lit et par terre, pince violemment le bras de ceux qui l'approchent, veut arracher la barbe à son mari et..... au médecin ; c'est une vraie folie.

Je prescris une potion avec 4 gr. de chloral.

Le calme survient rapidement et l'accouchement se termine heureusement et spontanément vers 6 heures du soir par l'expulsion d'un beau garçon de 3,600 grammes.

OBSERVATION XXI (inédite).

Femme de la clinique, primipare, exaspérée par un travail fort long et infructueux.

A mon arrivée, à 8 heures du matin, la dilatation est à peine commencée, le col est dur et résiste énergiquement aux contractions utérines extrêmement violentes. La patiente veut se jeter par la fenêtre, et se roule sans cesse sur son lit, en proie au plus profond découragement.

Je prescris potion avec 4 grammes de chloral. En 1 heure, la tête arrive à la vulve et l'accouchement se termine sans aucune difficulté par la naissance d'un enfant vivant.

OBSERVATION XXII (personnelle).

Marie L..., 30 ans, célibataire, entre à la clinique le 21 avril. Père mort à 54 ans d'une fluxion de poitrine, mère morte à 60 ans, trois frères bien portants.

Née à terme, nourrie par sa mère, a marché très tard, mais ne s'est jamais arrêtée ; est réglée à 14 ans, menstruation régulière et abondante jusqu'à 27 ans ; depuis cette époque, règles irrégulières et peu abondantes.

Disparition des règles le 10 juillet. Primipare. Grossesse normale. Tête envoyée au détroit supérieur en O. I. G. A.

La malade arrive à la clinique, le 21 avril, à 6 heures du matin, avec une dilatation de 1 franc. A 9 heure 1/2, dilatation de 5 francs.

La malade est dans un état de surexcitation nerveuse, tel qu'elle n'a pas une minute de repos.

Je lui administre toutes les heures une cuillerée à potage d'une potion contenant 4 grammes de chloral.

Au bout de la deuxième cuillerée, la malade est déjà beaucoup plus calme. A 11 heures 1/2, la dilatation est palmaire et la poche des eaux se rompt. A midi, la malade est tellement calme, qu'elle accouche sans que la sage-femme, qui était à côté, s'en aperçoive (troisième cuillerée de potion) et elle expulse un beau garçon de 3,350 grammes.

OBSERVATION XXIII (personnelle).

Marie P..., 20 ans, célibataire, entre à la clinique le 13 juillet. Bons antécédents héréditaires. Nourrie par sa mère, a marché vers l'âge de 12 mois. Premières règles à 14 ans, peu abondantes, n'a jamais eu de maladie.

Disparition des dernières règles, le 26 novembre. Vomissements et maux d'estomac dans les deux derniers mois de la grossesse; par ailleurs rien d'anormal.

Descend à la salle d'accouchements le 29, à 8 heures du soir, avec une dilatation de 1 franc. Tête profondément engagée en O. I. D. P. Les contractions sont très énergiques et durent toute la nuit pour cesser le 30, à 5 heures du matin. A ce moment, la dilatation est toujours la même. La malade reste très calme toute la journée, jusqu'à 3 heures de l'après-midi. Les contractions utérines recommencent alors à paraître, elles sont très fortes et régulières. A 5 heures, la femme est dans un état d'énervement tel, qu'elle ne peut rester une minute sur le lit; elle pousse des cris perçants et il devient impossible de l'examiner. Enfin, elle permet le toucher qui me révèle que le travail n'est pas beaucoup plus avancé que la veille; la dilatation atteint à peine 5 francs. L'orifice est très mince, le segment inférieur tellement aminci qu'on pourrait le prendre pour une poche des eaux.

A 6 heures, j'administre à cette femme deux cuillerées d'une potion contenant 4 grammes de chloral; 1/4 d'heure après, la patiente est plus tranquille, elle cesse de crier. La poche des eaux se rompt à 6 heures 1/2, et je lui donne une autre cuillerée de potion. A 7 heures, j'aperçois la tête qui commence à paraître à la vulve. L'expulsion d'un bel enfant pesant 3,600 gr. eut lieu un instant après.

CHAPITRE II

Nous pourrions appliquer à l'emploi du bandage abdominal tout ce que nous avons dit de l'usage du chloral. Bien des accoucheurs ont eu l'occasion d'y recourir dans des cas où il leur semblait indiqué, qui ont été déçus dans leurs espérances et n'en ont pas obtenu le résultat attendu. C'est qu'ils en avaient mal jugé l'opportunité.

Mais toutes les fois qu'il y aura un retard, voire même un défaut de la dilatation causé manifestement par une éventration de la paroi abdominale, le bandage abdominal, convenablement appliqué, sera infaillible dans ses effets.

Nous savons en effet que déjà, pendant la grossesse, les muscles droits de l'abdomen, sous l'influence du développement rapide de l'utérus, tendent à se séparer de la ligne médiane. La paroi abdominale offre à cet endroit un lieu de moindre résistance, et l'utérus attiré en avant par la contraction de ses ligaments ronds vient faire hernie entre les muscles droits. Au moment de l'accouchement, l'antéversion et, par suite, l'éventration s'exagèrent encore du fait de la contraction plus énergique des ligaments ronds.

Ainsi se trouve constituée une cause de retard de la dilatation qu'il est facile de constater cliniquement, et dont l'explication est très simple : le ventre devenant pendulum, et prononçant de plus en plus son antéversion, le col est fortement reporté en arrière, ne peut plus se redresser et, maintenu dans cette position, ne se dilate pas ou ne le fait qu'avec une extrême lenteur.

« Dans de telles conditions, dit M. Rivière, n'est-il pas logique de chercher à remettre les choses en état, et, faute de restaurer la paroi abdominale musculaire dans son intégrité, n'est-il pas rationnel, à l'aide d'un bandage de corps suffisamment serré, de doubler cette paroi abdominale, de repousser l'utérus en arrière, et de ramener en avant le col rétrodévié.

» Un bandage appliqué remplit très bien le but proposé; il constitue un plan résistant contre lequel vient lutter l'utérus au moment des contractions, et l'on peut voir sous son action la dilatation s'opérer dans des conditions plus normales.

C'est ce que paraissent démontrer les quelques observations qui suivent, de M. le Dʳ Rivière, dont nous ne rapportons que les plus typiques, persuadé qu'elles suffiront largement à démontrer la valeur d'un procédé n'ayant d'autre but que de remplacer un moyen naturel qui fait accidentellement défaut.

OBSERVATION XXIV

Mᵐᵉ C..., secondipare, entre en travail à 1 heure du matin ; à 11 heures, le col est effacé, mais non dilaté ; à 4 heures du soir, la dilatation est égale à une pièce de 50 centimes ; à 11 heures elle est de 2 francs et à 7 heures du matin, le lendemain, c'est-à-dire 30 heures après le début du travail, le col n'a plus les dimensions que d'une pièce d'un franc ; il y a véritablement rétrocession du travail. Et cependant les contractions sont restées fréquentes, énergiques, mais elles ne portent pas, et la patiente épuisée réclame une intervention.

Intervention impossible, car si le col est resté souple, il est néanmoins trop peu dilaté pour que le forceps puisse être appliqué. Mais le

17 Charuel

ventre offrait une éventration énorme ; déjà, pendant la grossesse, il y
avait une antéversion marquée de l'utérus ; aussi, à chaque contraction,
cet organe se trouvait fortement attiré en avant, entre les deux muscles
droits de l'abdomen, par la contraction synergique des ligaments ronds.

Je me décide à appliquer un bandage abdominal ; presque immédiatement les douleurs reprennent avec une nouvelle intensité ; en un quart
d'heure la dilatation est palmaire ; en une demi-heure elle est complète.
Les douleurs expulsives se manifestent et très rapidement la tête arrive
sur le plancher périnéal et ne tarde pas à être expulsée.

OBSERVATION XXV

Mme T..., secondipare, a une éventration marquée résultant de son
premier accouchement. Début du travail à terme dans la nuit du 26
au 27 septembre 1891.

Le 27, à neuf heures et demie, je suis appelé auprès d'elle. La tête
se présente en O. I. D. A. Les contractions, régulières et fortes, sont
espacées de cinq en cinq minutes. A chaque contraction, l'utérus déjà
porté en avant exagère son antéversion et fait saillie fortement entre
les deux muscles droits de l'abdomen. Au toucher, le col est accessible,
quoiqu'un peu en arrière, dilatation de 50 centimes ; tête engagée.

A onze heures et demie, les douleurs persistent aussi régulières et
aussi énergiques, mais l'antéversion est plus marquée encore et le col,
plus fortement reporté en arrière, n'est pas plus dilaté, quoique souple.

Dans de telles conditions, je crois utile d'appliquer un bandage
abdominal un peu serré. L'utérus se redresse aussitôt ; à minuit, le col,
pas plus dilaté, est revenu au centre de l'excavation. Presque aussitôt,
la dilatation se prononce rapide, elle est complète à minuit 30, et à
minuit 55, l'accouchement est terminé.

Mme T... a eu depuis, en 1893, une troisième grossesse ; l'accouchement s'est produit de même façon. Antéversion exagérée de l'utérus,
dilatation lente à se faire. Bandage abdominal et très rapidement dilatation complète et expulsion de l'enfant.

OBSERVATION XXVI

Femme de 26 ans, primipare, entre à la clinique le 27 septembre. Elle est en travail, raconte-t-elle, depuis trois jours et c'est la longueur de l'accouchement qui l'amène dans nos salles. L'antéversion, grâce à l'éventration, est très marquée.

Le fœtus, en O. I. G. A. est profondément engagé et bombe dans le segment antérieur distendu. Le col, très en arrière, n'est pas dilaté. Cependant, les contractions utérines sont fréquentes et énergiques, elles portent leur effort sur la partie antérieure du segment inférieur et non sur le col.

Le soir, l'état est le même et la femme est exaspérée. Cependant, dans la nuit, la dilatation se prononce, le col restant loin en arrière; à trois heures elle égale un franc.

A ce moment, on place un bandage un peu serré qui repousse l'utérus en arrière et ramène le col en avant.

A quatre heures, la dilatation est complète et, deux heures après, la patiente expulse un enfant du poids de 3,200 grammes.

OBSERVATION XXVII

Mme D..., sextipare, a eu, lors de ses premières grossesses, une éventration considérable. Elle entre en travail le 24 juillet à trois heures du matin; rupture prématurée, spontanée des membranes; écoulement de liquide assez abondant.

Je pratique le toucher à onze heures quarante-cinq du matin. Le col est très fortement reporté en arrière et l'orifice externe, difficile à atteindre, est dilaté comme une pièce de 50 centimes.

Le travail, pour une sextipare, a donc très peu marché. L'antéversion considérable de l'utérus fournit l'explication de ce retard.

Je place un bandage de corps un peu serré. Aussitôt les douleurs se rapprochent et prennent plus d'intensité. A une heure du soir, le col est revenu dans l'axe et la dilatation égale une pièce de deux francs; à deux heures et quart, la dilatation est complète, la tête descend rapidement et l'expulsion est terminée à deux heures trois quarts.

OBSERVATION XXVIII

Mme C..., primipare, a eu une grossesse normale, mais le ventre volumineux est fortement antéversé. Le fœtus est engagé en O. I. D. P. Les premières douleurs apparaissent dans la nuit du 1er juin; d'abord, assez espacées, elles se rapprochent les unes des autres; mais le travail dure toute la journée du 1er juin sans que cependant la dilatation fasse grand progrès. A chaque contraction, l'utérus est fortement attiré en avant par les ligaments ronds. Le soir, à 11 heures, la dilatation est à peine d'un franc. Un bandage de corps est alors appliqué et suffisamment serré.

Le col, qui était très loin repoussé en arrière, se redresse sous l'action des premières contractions qui surviennent après l'application du bandage. Bientôt la dilatation se prononce; à deux heures du matin elle est complète et la tête descend sur le plancher périnéal. Mais la patiente est épuisée par la longueur du travail; le périnée résiste aux efforts expulsifs et il me faut terminer l'accouchement par une application de forceps.

OBSERVATION XXIX

Le samedi 17 février 1894, Mme D..., primipare, sent les premières douleurs de l'accouchement; elle souffre toute la nuit et lorsque je suis appelé le matin, je trouve un fœtus en O. I. G. A. bien engagé, le col souple, mais non effacé et très en arrière, à peine accessible.

Les douleurs persistent toute la matinée, mais n'amènent aucun résultat; à trois heures du soir, le travail s'arrête. L'antéversion utérine étant très marquée, je place un bandage. Sous son action, les douleurs se réveillent, le col s'efface davantage, mais bientôt elles s'arrêtent définitivement pour ne reparaître que le mardi. Le bandage a été maintenu.

Or, le mardi à midi, les douleurs se font de nouveau sentir; le bandage a ramené le col dans l'axe; à trois heures, la dilatation est complète et à six heures, l'accouchement est terminé.

Ces quelques exemples, joints aux faits beaucoup plus nombreux que nous n'avons pu relater ici, sont assez probants pour qu'il nous soit permis d'en tirer les déductions suivantes :

« Lorsqu'il y a éventration notable, la sangle musculaire qui constitue pour l'utérus un plan résistant s'opposant à l'exagération de l'antéversion qu'entraîne avec elle la contraction des ligaments ronds, ne joue plus son rôle.

» L'antéversion utérine est exagérée; le col, très fortement repoussé en arrière, ne peut venir se placer dans l'axe de l'excavation et la dilatation se fait mal, lentement ou ne se fait pas.

» Un bandage de corps suffisamment serré et au besoin une ceinture bien faite peut avantageusement remplacer la partie musculaire éventrée et favoriser ainsi d'une façon très sensible la dilatation ».

CHAPITRE III

Il nous est enfin venu à l'idée de parler des incisions pratiquées sur le col de l'utérus, parce que c'est là un point de la plus haute importance dans le traitement des rigidités du col, mais aussi parce que les auteurs classiques et les accoucheurs français, les plus distingués, ont préconisé jusqu'à ce jour les incisions du col petites et multiples, de quelques millimètres seulement, au détriment des incisions profondes, qu'ils combattent avec obstination.

Nous pensons qu'il y a encore là une exagération, et, fort des observations de Durhssen et des résultats obtenus par lui et ses partisans avec sa méthode, nous tendrons à démontrer que les arguments qu'on lui oppose ne sont pas toujours fondés et à l'abri de contradiction; nous dirons même que son procédé, sagement employé, offre parfois à l'accoucheur une ressource très précieuse, sans laquelle la vie de l'enfant, au moins, serait gravement compromise, et qui, d'autre part, n'est pas aussi fatale qu'on l'a cru, pour les jours de la mère, ainsi que le démontrent ses statistiques.

Dans une forme modifiée, les incisions profondes du col avaient déjà été décrites, il y a quelques années, par un célèbre médecin accoucheur. Dès 1887, Skutsch recommandait les incisions superficielles nombreuses dans le col. Mais les résul

tats furent tels qu'ils le dégoûtèrent de renouveler l'opération.
Dans deux cas les petites incisions s'étendirent si loin qu'il fut
obligé de pratiquer la suture après la délivrance. Mais dans la
méthode que nous allons décrire, la portion du col est fendue
dans quatre directions, et suivant Durhssen, les incisions ne
doivent pas s'étendre plus loin que la jonction du col et du
vagin, comme elles finissent dans le procédé incomplet, quand
les incisions sont faites sur le museau de tanche entièrement
dilaté. Quand la traction est exercée sur la partie qui se présente, aucune autre tension ou force ne doit être apportée pour
agir sur le col dilaté.

De plus, les incisions multiples sont irrationnelles, car :

« 1° Les douleurs du travail étant absentes dans un grand
nombre de cas réclamant cette opération, il est nécessaire
de faire un accouchement forcé.

» 2° Les incisions superficielles sont appelées à se déchirer
irrégulièrement, de telle sorte qu'au lieu d'une plaie à section
nette on n'a que des lambeaux déchiquetés qui (même avec
une suture) sont moins aptes à guérir que les plaies nettes
faites avec le bistouri ».

Néanmoins, on condamne généralement les incisions profondes, parce qu'elles exposent, dit-on, à trois dangers : la sep-
ticémie, l'hémorrhagie, les déchirures cervico-utérines.

Dans les expériences de Dürhssen aucune infection n'est sur-
venue durant les couches ; souvent l'infection provient de ce
que la délivrance a été attendue. Un manuel opératoire parfait
dans ses moindres détails réduira la possibilité de l'infection
à son minimum, ou bien, quand la malade est tout à fait asep-
tique, un tampon de gaze iodoformée, fortement appliqué dans
l'utérus préviendra l'infection. Et, d'ailleurs, les petites incisions n'offrent-elles pas aux germes une porte suffisamment
ouverte?

« L'hémorrhagie, suivant Dürhssen, n'arrive jamais dans les cas où il a constaté que l'utérus était bien contracté. Il n'y a pas de vaisseaux importants au col de l'utérus et la suture n'est pas nécessaire ».

Nous croyons cependant que la suture est un moyen radical de tarir l'hémorrhagie, mais on peut atteindre le même but par d'autres moyens tels que : injections chaudes, compression digitale médiate, le tamponnement iodoformé, la mise en place d'une pince à demeure; et les dangers de l'infection seront écartés par des irrigations vaginales antiseptiques. Heureusement, on voit sous la suture les parties sectionnées se réunir le plus souvent, ainsi que le prouvent quatre cas de Dürchssen. Mais quoique non indispensable, la suture des incisions cervicales est cependant utile. Par ce moyen, on se met plus aisément à l'abri des dangers offerts par l'hémorrhagie et l'infection.

Nous devons ajouter que l'hémorrhagie n'a même pas le temps d'être redoutable, car les incisions profondes permettent d'extraire rapidement le fœtus, et la compression exercée par la tête peut d'ailleurs empêcher cette hémorrhagie.

Quant aux déchirures étendues qui pourraient succéder aux incisions profondes, Dürhssen affirme encore ne les avoir jamais rencontrées. Généralement on constate très nettement, après la sortie de l'enfant, que les incisions n'ont pas dépassé les insertions du vagin, et un angle mousse limite en ce point le sommet du triangle représenté par les portions incisées du col, quand, dans l'observation de Mesnard, il est dit qu'après l'accouchement, aussi loin que le doigt pouvait atteindre, on n'arrivait pas sur l'extrémité des incisions qui avaient été pratiquées au nombre de huit et superficiellement.

Les dangers de la méthode sont donc aujourd'hui bien atténués, grâce à tous les moyens dont on dispose, mais elle a sur celles qu'on lui oppose un avantage considérable « c'est qu'elle sauve du temps ». Une femme malade traitée pour une rigidité du col qui est sur le point de se rompre nous met, par exemple, dans un cas très critique. Si pour la secourir nous avons recours aux moyens ordinaires, nous perdons un temps estimable et probablement notre patiente aussi.

Le devoir du médecin accoucheur est de sauver la vie ; mais si en opérant il la sacrifie, il doit se rappeler aussi, que ne rien faire ou opérer doucement c'est réduire cette espérance à son minimum. Agir rapidement et avec sang-froid nous fait ressentir l'espoir que nous avons donné à la malade des meilleures chances de guérison. Les maladies dangereuses réclament de l'audace. Personne ne peut diagnostiquer le bien ou le mal de l'intervention dans certains cas. Un cas grave peut, abandonné à lui-même, guérir, mais que de fois ne voyons-nous pas des cas peu graves en apparence se terminer par la mort !

D'ailleurs, nous ne prescrivons la méthode de Durhssen que dans certains cas déterminés, et c'est surtout lorsque la portion sous-vaginale du col a disparu ; jusque là il faut faire la dilatation avec les doigts ou les instruments mousses.

Mais quand la vie de l'enfant et celle de la mère sont en danger, que l'accoucheur est à bout de ressources et qu'il s'agit d'opérer le plus promptement possible, si l'on veut avoir quelques chances de succès, plus d'hésitation.

On prend une paire de ciseaux, et après avoir désinfecté le conduit vaginal et la vulve, le segment inférieur de l'utérus est saisi au moyen de pinces griffes, à travers le spéculum, et les tissus sont coupés, le col est divisé jusqu'à l'insertion vaginale ; on peut aussi bien se servir du bistouri et du doigt qui le guide.

Ces incisions arrivent ainsi à mesurer facilement 3 et 4 centimètres, car le tissu cervical se distend pendant la dilatation, sous la pression de la poche des eaux ou de la tête fœtale, en formant au fond du vagin un diaphragme que circonscrivent les insertions de ce canal. C'est ce diaphragme qui représente l'obstacle et que l'on supprime par les incisions.

Leur nombre varie avec l'état de la dilatation. Celle-ci est-elle en effet en partie faite (3 ou 4 cent.), deux incisions latérales suffiront.

La dilatation est-elle moins avancée ou commence-t-elle à peine, quatre incisions seront nécessaires, deux latérales, une antérieure et une postérieure, divisant le col en quatre segments, qui pendant l'expulsion s'appliquent contre les parois vaginales.

Nous irons même plus loin, et nous dirons qu'il n'est pas besoin d'attendre que des indications urgentes, maternelles ou fœtales nécessitent toujours cette intervention. Dès que la cause des difficultés est bien reconnue, il y a tout avantage à sectionner d'un coup de ciseaux, avec ou sans anesthésie de la parturiente, les portions du col qui résistent, et à abandonner l'accouchement à la nature. Le Dr Blanc rapporte deux observations dans lesquelles le travail s'est ainsi terminé spontanément. On trouve plusieurs cas analogues dans la thèse de Toledo. Et les statistiques de Dührssen sont d'ailleurs assez concluantes.

Durhssen a opéré 35 fois ; dans différents cas (rigidité du col, éclampsie, hémorrhagies graves) les mères ont été toutes sauvées. On ne possède pas de renseignements sur le sort de la 35me.

Pour ce qui concerne le sort des enfants : 4 ont subi la céphalothripsie ; 2 étaient morts au moment de la naissance ; 1 est mort le lendemain : un autre, d'une broncho-pneumonie 15 jours après.

Le neuvième à 28 mois en état d'atrophie généralisée.

Le Dr Marx (*Amer. journ. obstetric. 1893*) qui a expérimenté le procédé de Dürhssen, dit qu'il ne connaît pas d'opération dont la rapidité et la vitesse puisse être rapprochée du procédé allemand.

Dans les deux cas que nous rapportons, il s'écoula moins d'un quart d'heure entre le moment où fut incisé le col et celui où eut lieu la délivrance.

OBSERVATION XXX

Je fus appelé en toute hâte pour voir Mme W..., âgée de 20 ans, primipare. Elle disait être en travail et perdre une grande quantité de sang. Je trouvais une grosse femme, eu travail depuis 10 heures, évidemment à terme. Les douleurs avaient cessé depuis quelque temps avant mon arrivée. L'état de la malade me fit penser à l'existence d'une hémorrhagie. Elle présentait tous les symptômes d'une anémie aiguë. L'utérus se contractait très bien, sauf vers le fond. Il y avait là une grande masse s'étendant en haut, en dehors et à droite. La tumeur avait la grosseur d'une tête de fœtus, régulière, ferme et ronde. Elle avait la consistance d'une tumeur fibreuse. Du vagin ruisselait un flot de sang et, selon toute apparence, la malade avait dû en perdre une grande quantité. Le toucher fit reconnaître la présence de la tête en V. R. O. A., dans l'excavation et immobilisée. L'ouverture de l'utérus laissait passer deux doigts, était très mince et les bords aigus. Ce tableau que je venais de constater était celui d'une hémorrhagie accidentelle et en partie cachée. L'état de la malade me faisait un devoir de la délivrer aussi vite que possible. Procédant exactement comme je l'ai déjà décrit, le col fut incisé au bistouri dans *le directione*. Le forceps fut appliqué et la malade délivrée rapidement. L'enfant, du sexe masculin, pesait 7 livres et cria dès sa naissance.

La délivrance fut d'abord essayée, mais inutilement, à cause du grand volume de l'utérus. On fit la délivrance manuelle. Aucun caillot. La tumeur placée dans la partie supérieure de l'utérus était un énorme

fibrome qui avait été évidemment la cause de cette forte hémorrhagie.
La malade, à cause de son état de collapsus, reçut un lavement de 4
pintes d'une solution saline à 1/2 0/0. Elle eut une convalescence régulière, mais longue.

En retirant le placenta, j'examinai soigneusement les incisions que
j'avais faites, et *je trouvai que leur longueur ne s'était pas accrue.*
Quelque temps après j'examinai la malade et ne trouvai plus qu'une
légère déchirure étoilée du col. Ces lacérations n'apportent aucun
trouble général ou local. L'utérus était bien rétracté et dans sa position normale. En finissant le récit de cette observation, je tiens à constater que le temps employé à délivrer la malade depuis le moment où
les incisions furent faites jusqu'à ce que le placenta fut expulsé, ne
fut que de 10 minutes.

OBSERVATION XXXI

Mme K...., 30 ans. Bons antécédents héréditaires. En bonne santé
jusqu'au 2e mois de sa grossesse ; elle commença alors à avoir des
vomissements persistants, surtout accentués le matin. Elle souffre beaucoup de la tête, surtout aux environs des yeux. Très constipée pendant toute la durée de la grossesse. Elle était traitée pour de la dys-
pepsie par le médecin de la famille, jusqu'à deux semaines avant ses
convulsions.

La date des dernières menstrues est inconnue. Le 12 octobre, le
Dr Ettinger fut appelé en grande hâte pour voir la malade qu'il trouva
prise d'une attaque caractéristique d'éclampsie. Elle avait eu, la nuit
précédente, deux convulsions pour lesquelles un autre médecin lui avait
fait une injection hypodermique de morphine. Le Dr Ettinger constata
que la grossesse était de sept mois et demi.

Elle avait de l'œdème de la face et des jambes ; grande stupeur qui
augmentait continuellement, interrompue seulement de temps à autre par
une convulsion. Anurie complète, de sorte que l'examen de l'urine ne
put être fait. Je fus engagé à voir ce cas vers 8 P. M. Je trouvai la

malade dans un coma complet. Pouls petit et très rapide. Elle eut deux convulsions en ma présence. Le toucher vaginal révélait la présence d'un petit segment de la portion supra-vaginale. L'ouverture externe se présentait avec une double lacération profonde admettant un doigt. Le tissu cicatriciel était si serré qu'il semblait que le doigt était entouré par le bord d'une arête. La partie inférieure droite de l'utérus semblait anormalement d'une grosseur suspecte. C'était dû à l'implantation du placenta en partie praevia. L'accouchement provoqué fut décidé ; à cause de la présence de ce bord dense du tissu cicatriciel, il me fut entièrement impossible de dilater le col avec les doigts. *Après une demi-heure d'efforts infructueux, je ne pus pas arriver à passer plus que mon index.*

Les branches dures des dilatateurs, le dilatateur d'Hegar, ne purent être introduits par aucun moyen ; les ballons de Barnes ne nous furent d'aucun secours et rien ne put produire un effet quelconque sur cette véritable barrière de fer. Afin de faire notre possible pour sauver cette pauvre femme, deux moyens nous restaient encore : ou l'opération césarienne, ou les profondes incisions de Dührssen.

Je crois qu'Halbertsma, d'Utrecht, en 1889, dans un ouvrage intitulé : « Une nouvelle indication pour l'opération césarienne », invoque cette opération dans les cas graves d'éclampsie durant la vie de la mère et non comme une opération *post mortem*. Quelque radicale que paraisse au premier abord cette mesure, cependant les résultats publiés dans les trois cas à cette époque étaient très bons. Une mère mourut, dans un cas désespéré, dès le début des convulsions ; dans les deux autres les mères et les enfants survécurent. Dans mon propre cas, l'opération Césarienne ne prévalut pas ; car, comme l'enfant était mort fort probablement, on ne devait rien gagner dans cette direction ; et les chances de la mère, déjà si peu favorables dans n'importe quelle solution, auraient été nulles, si elles étaient subordonnées à l'ouverture de l'abdomen. Nous décidâmes de faire l'opération de Dührssen, quoique le cas se compliquât d'un placenta praevia ce qui nécessiterait une incision à travers le placenta. *Avec une surprenante facilité, le col fut incisé dans quatre directions de la manière déjà décrite.* Le pouls faiblissait rapidement,

on pouvait à peine le sentir au poignet, le coma augmentait, ce qui fait
que je dus hâter la chose. Après avoir incisé, je poussai le placenta sur
un côté, je saisis un pied et j'amenai facilement ainsi un fœtus
macéré, du sexe féminin, long de 16 *inches*. Le placenta fut alors
expulsé. Les incisions cervicales ne s'étaient pas étendues et n'avaient
donné lieu à aucun écoulement de sang. L'utérus était bien contracté,
et on donna une douche chaude intra-utérine. Mais 15 minutes après,
à cause de l'atonie de l'utérus, une grave hémorrhagie survint, qui
nécessita un bon tamponnement intra-utérin avec de la gaze. La malade
fut alors couchée dans un bain d'air chaud, et on lui donna toutes les
deux heures un centième de *grain* de trinitrine. Les convulsions ne se
reproduisirent plus. Cela semblait une véritable amélioration. La coloration du visage reparut. Pouls fort, 90°. Le coma diminua et la malade
semblait plongée dans un profond sommeil, mais on ne pouvait l'éveil-
ler. Le jour suivant, à 7 h. M, elle eut tout à coup des symptômes de
défaillance du cœur et d'œdème pulmonaire et mourut.

Nous joignons à ces deux observations de Marx, celle de
Skutsch qui est non moins instructive, et une observation du
docteur Rivière, dans laquelle les incisions n'ayant pas été pratiquées, la malade mourut.

OBSERVATION XXXII

Skutsch, *Central. fur gynaek.* 1887.

Une femme est en travail ; le col a encore 1 centimètre et demi de
longueur environ. Le salut de l'enfant exige une terminaison rapide de
l'accouchement. L'orifice externe, bien mis en évidence au moyen du
spéculum à valves, on pratique sur le col, avec les ciseaux de Schultze,
courbés sur le champ, *six incisions profondes de 3 centimètres.*
Immédiatement, de la première incision le sang jaillit abondamment,
mais l'hémorrhagie est aussitôt arrêtée par la suture de la surface

cruentée. A l'aide d'une suture entrecoupée, le col est uni à la muqueuse
vaginale sur toute l'étendue de la plaie. Après chaque incision, avant
d'en faire une nouvelle, le sang est arrêté de la même manière. On
laisse des fils très longs dans le but de s'en servir plus tard comme
moyen de traction. Grâce à ces incisions, l'effacement, la dilatation
s'effectuent assez tôt pour permettre d'extraire avec le forceps un
enfant vivant. L'expulsion placentaire accomplie, on suture deux déchirures qui ont eu pour point de départ deux incisions. Puis on enlève
successivement les sutures hémostatiques, et on suture les incisions
avec du catgut.

Enfant vivant ; suites de couches normales.

OBSERVATION XXXIII (inédite).

Communiquée par M. le Dʳ Rivière

Rigidité du col. — Infection au début de l'accouchement. — Mort.

Le 5 avril 1888, je suis appelé par un confrère auprès d'une jeune
femme, primipare, dont l'état lui inspire quelque inquiétude.

La patiente, arrivée au terme de sa grossesse, est en effet en travail
depuis 24 heures environ et la dilatation ne se fait pas régulièrement,
la rupture des membranes s'étant effectuée prématurément.

A mon arrivée auprès de la malade, je constate l'état suivant : La
femme, dont les douleurs sont très vives, s'agite désespérément dans
son lit et réclame à grands cris une intervention. Le pouls est petit,
fréquent, la température à 40° depuis la veille. Les organes génitaux
secs et chauds, dégagent une odeur fétide. Le palper ne donne aucun
renseignement en raison de la tension permanente, de la contracture
véritable de l'utérus. L'auscultation ne laisse pas entendre les bruits
du cœur fœtal. Au toucher le doigt arrive sur le col dont la dilatation
égale les dimensions d'une pièce de 5 francs. Tout le segment utérin
est rigide, tendu ; les bords du col sont minces et la pression y est
douloureuse. A travers le col, on constate une présentation de la face
en M. I. G. A.

Des injections antiseptiques sont régulièrement faites depuis la veille, mais l'odeur reste infecte, l'infection étant certainement intra-utérine.

En telle situation, il n'y avait qu'à attendre. Je. prescris une antisepsie plus minutieuse encore, du repos physique et moral, des antispasmodiques.

L'état reste le même durant toute la journée encore ; le calme est plus grand toutefois. Dans la nuit, le col commence à se laisser dilater, mais bien lentement. L'odeur fétide persiste, malgré le lavage.

La dilatation met encore près de 36 heures à se compléter, soit près de quatre jours au total. La femme est épuisée ; on la met sous chloroforme et je procède à l'extraction avec le forceps, d'un volumineux enfant dont la face commence à se putréfier ; le peu de liquide qui s'échappe au-dehors est horriblement fétide.

Je fais un lavage prolongé de la cavité utérine ; l'antisepsie est rigoureuse dans les jours qui suivent, malgré tout, la femme succombe au huitième jour des progrès de l'infection.

Bien que les incisions profondes du col n'aient pas été pratiquées ici, il nous a paru très instructif de relater à la fin de ce travail cette observation qui nous démontre clairement que, dans certains cas très critiques, le médecin doit agir promptement et énergiquement. C'est non seulement un devoir, mais une obligation, car tout retard apporté dans l'action diminue les chances de succès dont il dispose. Si dans le cas particulier qui nous occupe, une large ouverture avait permis à l'accoucheur de pratiquer dès le début, dans cet utérus qui commençait à s'infecter, une antisepsie rigoureuse et minutieuse, le mal eût pu être enrayé dans sa racine, la malade arrachée à une mort certaine.

Aussi pensons-nous que si la patience est la première qualité de l'accoucheur il en est une seconde dont il doit faire preuve dans les cas désespérés où il aura jugé une intervention décisive nécessaire : l'audace.

CONCLUSIONS

Nous pouvons donc dire, en terminant, que les incisions profondes du col de l'utérus offrent à l'accoucheur d'inestimables ressources :

1° Dans certains cas où les intérêts de la mère et de l'enfant exigent une terminaison rapide de l'accouchement;

2° Elles permettent de gagner un temps précieux;

3° Elles sont sans danger, quand elles sont faites suivant toutes les règles de l'art; l'infection, l'hémorrhagie, les déchirures étendues constituant des complications peu sérieuses et faciles à combattre;

4° Sans elles, dans quelques cas, la mère et l'enfant seraient voués à une mort certaine; et elles sont préférables aux incisions superficielles et multiples qui sont insuffisantes, ne permettent pas d'atteindre le but qu'on se propose, et qui, beaucoup plus que les incisions profondes, exposent aux déchirures étendues du vagin et du segment inférieur.

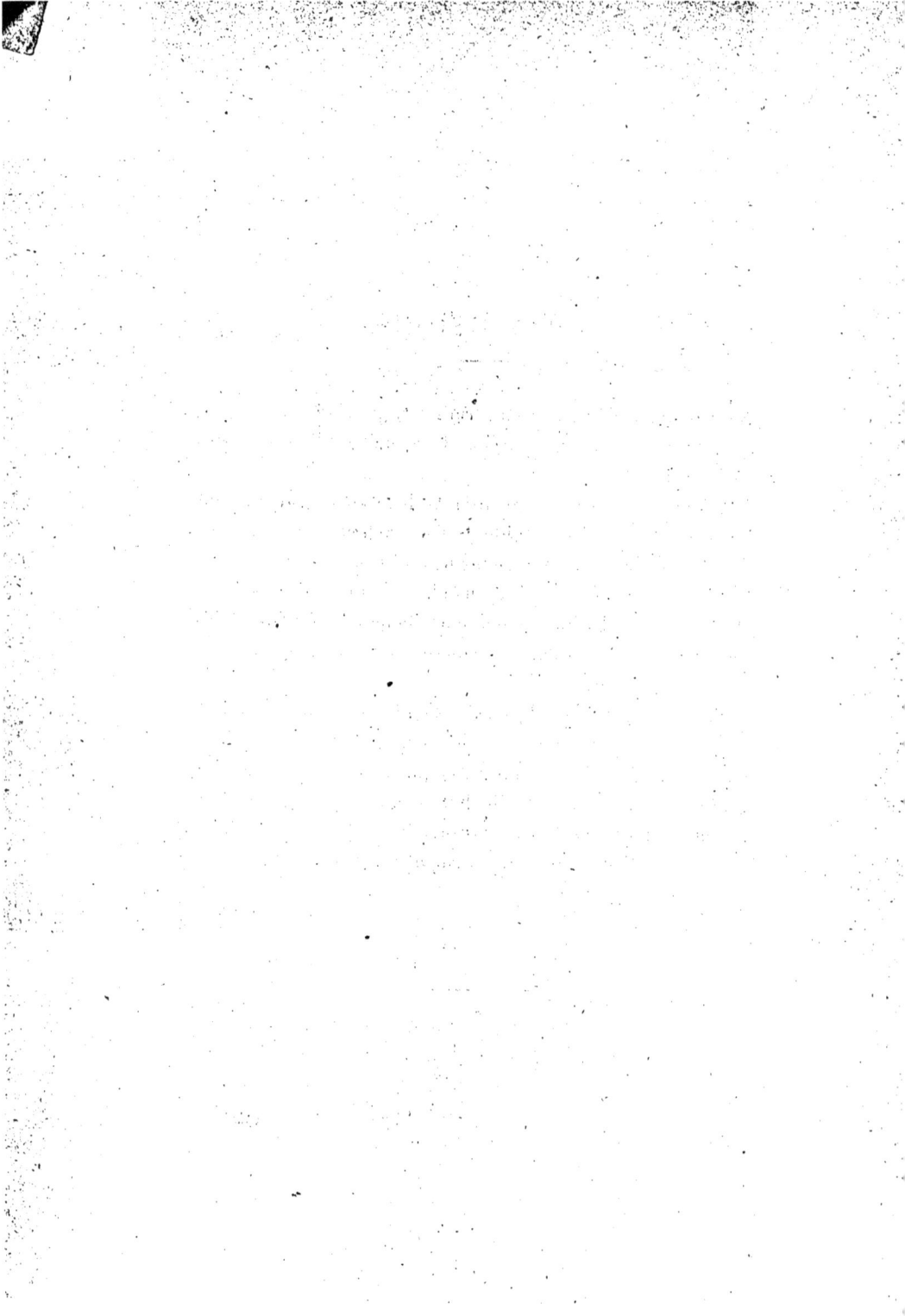

INDEX BIBLIOGRAPHIQUE

AMUSSAT. — Mémoire sur la rétroversion de l'utérus en état de grossesse (1851).

AUVARD. — Traité pratique d'accouchements, pseudo-rigidité du col, *Arch. de tocol.*, janvier 1891.

BAUDELOCQUE. — L'art des accouchements, 1787.

BLANC. — De la rigidité syphilitique du col comme cause de dystocie. *Arch. de tocol. et de gyn.*, avril 1891.

» Recherches historiques sur la structure du segment inférieur de l'utérus à la fin de la grossesse (*Sem. médicale*, 1888).

BOURRU. — Des malformations utérines, Th. de Bordeaux, juillet 1891.

BUDIN. — Leçons de clinique obstétricale (1889).

CAZEAUX. — Traité d'accouchements (1862).

CHARPENTIER. — Traité d'accouchements.

» Phénomènes physiologiques de l'accouchement (Paris, 1883).

COURTADE. — *Arch. de tocol.* (juin, juillet, 1894).

DELAHAYE. — Du col de l'utérus à la fin de la grossesse (Th. de Paris, 1885).

DEMELIN. — Du segment inférieur de l'utérus pendant l'accouchement. *Gaz. des hôpitaux*, 1888 et *Sem. médicale*, 1892.

DEPAUL. — Dilatation et effacement du col pendant le travail. *Gaz. des hôpit.* 1882 et *Arch. de tocologie*, 1876.

DUCASSE. — De la conception, de la grossesse et de l'accouchement après la trachelorraphie et l'amputation du col (Th. de Paris, 1888).

Dugès. — Pratique des accouchements (Paris, 1821).

Durhssen. — *Semaine médicale* (oct. 1889).

»   *Annales de gynécologie* (juillet 1890).

»   *Centralb. fur gynak.* (févr. 1892).

»   *Arch. für gynak.* (XLIV, 1893).

Elliot Richardson. — Quelques causes de prolongation du stade de dilatation du col. *Sem. obst. de Philadelphie* (déc. 1885).

Girin. — Mécanisme de l'orifice utérin dans l'accouchement (*Gaz. des hôpit.*, 1889).

Gueniot. — De l'allongement œdémateux avec prolapsus du col utérin, *Arch. gén. de médecine*, 1872.

»   Des indurations du col utérin au point de vue de l'accouchement. *Ann. de la société obs. de France* (1893).

Henry Bennet. — Traité pratique de l'inflammation de l'utérus et de son col (1864).

Imbert. — Le col et le segment inférieur de l'utérus à la fin de la grossesse. Th. de Paris, 1886.

Jacobi. — *Ann. Journ. obstetric*, 1886 et 1887.

Joulin. — Traité d'accouchement (1867).

Kleinwachter. — *Wiener medical Press* (juin 1892).

Levret. — Observations sur les causes et accidents de divers accouchements (1770).

Lucas-Championnière. — *Journal de médecine et de chirurgie pratiques* (de 1836 à 1894).

Maraschi. — *Arch. de tocol.* (1890).

Marx. — Dührssen's method of deep cervix incisions in cases requiring rapid delivery, *Americ. Journ. obstetric* (mai 1893).

Mesnard. — Dystocie par accidents syphilitiques du col, *Arch. de tocol.* (janvier 1891).

Muller. — Handb. Billroth und Luscha, 1885.

Négrier. — Recherches et considérations sur la constitution et les fonctions du col de l'utérus (Angers, 1846).

Pajot. — Du travail prolongé de la contraction utérine (Trav. d'obst. et de gyn., 1882).

— 149 —

Pinard. — De l'action comparée du chloral, de l'opium, de la morphine chez les femmes en travail (Th. d'agrégation, Paris).

ʋ   Des modifications du col de l'utérus pendant la grossesse *Sem médic.*, 1886.

Playfair. — *Sem. médic.* (janvier, août 1890).

Puech. — Induration syphilitique du col, cause de dystocie. *Nouv. Montpellier médic.*, 1892.

Purslow. — Dilatation du col de l'utérus, *British medical Journal*, sept. 1892.

Remy. — *Revue médicale de l'Est*, mai 1887.

Rivière. — De l'emploi du bandage abdominal dans les cas d'éventration. *Journ. de méd. de Bordeaux*, n° 22, 23 juin, 1894.

Rosenstein. — *Therapeutic monatsch*, oct. 1893.

Rousset. — Compte-rendu des faits observés à la clinique d'accouchements de Bordeaux, 1855.

Schweighœuser. — Pratique des accouchements (1835).

Simpson. — *Obstetr. works*, traduit par Chantreuil, 1884 et 1886.

Smellie. — Observations sur les accouchements (1765).

Smith. — *Ann. Journ. obstet.* (1884 et 1886).

Sourice. — Des malformations utérines au point de vue de l'accouchement (Th. Paris, 1883).

Tarnier et Chantreuil. — Grossesse et accouchements.

Thiébaud. — Malformations utérines au point de vue clinique (Th. Paris, 1891).

Toledo. — Sur la rigidité du col de l'utérus pendant l'accouchement (Th. Paris, 1890).

Varnier. — Du col et du segment inférieur de l'utérus, *Ann. d'osbt. et de gyn.*, 1885, 1887.

Wallich. — Etude sur la rigidité anatomique du col, *Ann. de la Société obst. de France*, 1893.

18,593. — Bordeaux, Vᵉ Cadoret, impr., rue Montméjan, 17.

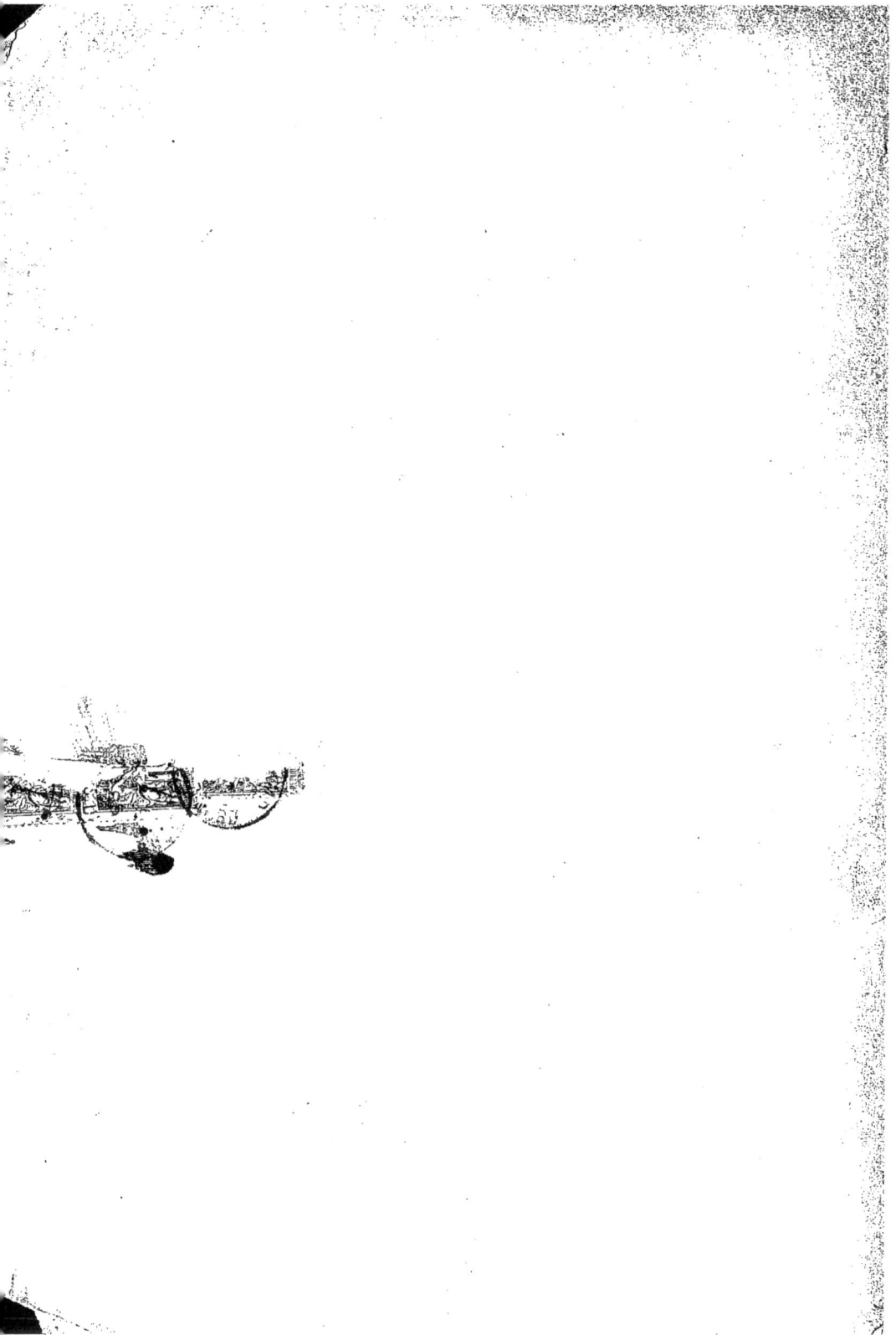

www.ingramcontent.com/pod-product-compliance
Lightning Source LLC
Chambersburg PA
CBHW071852200326
41519CB00016B/4351